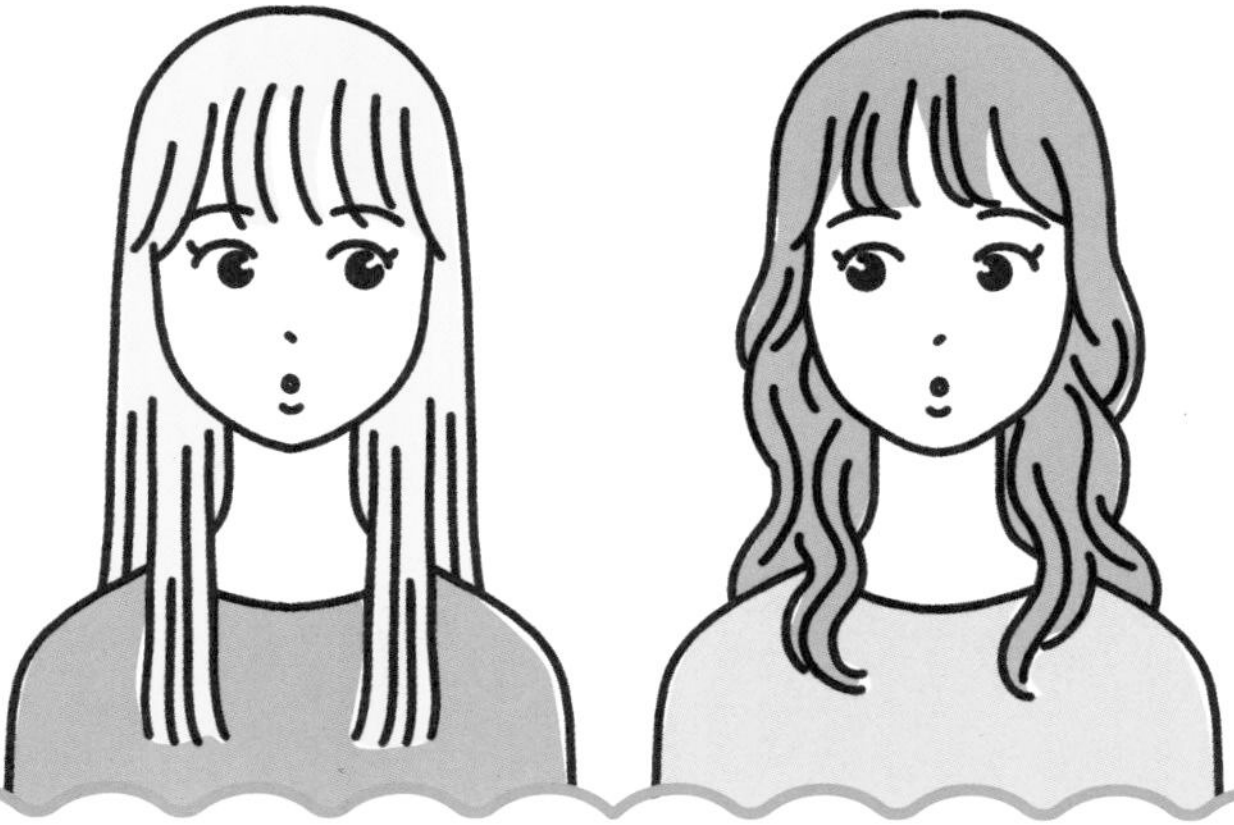

髪と長くつきあうためのサイエンス

ヘアケアのすすめ

SCIENCE × HAIR

山田ノジル　左巻健男　編著

化学同人

はじめに

オシャレのため。身だしなみのため。衛生のため。誰もが行うであろう日々のヘアケアには、さまざまな工程があります。日常的なシャンプーやドライヤー、プロに施術してもらうヘアサロンでのパーマやカラーリング。それらは、髪のどのようなしくみに働きかけているのでしょうか？

そんな疑問がわいて、髪のことをもっと詳しく知りたいと思ったなら、ぜひ本書を手にとってみてください。

「ヘアケアのしくみを、やさしく科学的に学ぶ」これが本書のテーマです。

ヘアケアには、化学的なしくみが利用されています。だから髪についてよく知りたいのなら、化学の知識が必要です。そこで、髪にかかわる科学的な話を手軽に理解するためのヘアケア知識の入門書を目指しました。

理想の髪に近づくための商品選びやテクニックも大切ですが、ヘアケアの基本的なしくみを理解しておくと、根拠のあるケアが実践できるようになります。美髪を手に入れるための、土台になるといえるでしょう。さらにヘアサロンでは、より納得のいく施術が受けられるようになるはずです。

本書が、髪のさまざまな悩みや疑問を解決し、髪と上手につきあい、より良いヘアケアを実践できる一助となれば幸いです。

山田ノジル・左巻健男

髪の成り立ちと構造

体のなかの髪の役割

1本1本の髪は細くて頼りなさそうな存在ですが、集まることでいろいろな役目を果たしています。日本人では、約10万~15万本の髪があるといわれています。

髪の役目は、脳や頭皮を外部からの衝撃から、直射日光や暑さ・寒さから守ること。体内の有害物質(たとえばメチル水銀=水俣病《みなまたびょう》の原因物質)を排出する場所になることなどです。

体のすべてをつくっている、約37兆個の細胞

私たちが生きていくには、水、食べ物、空気(酸素)が不可欠です。水は体の重量の約60%をしめていて、その役割は、体内で必要な物質を溶かし、体内の化学反応の場となり、体のすみずみに血液の流れによって栄養分と酸素を運び、体内の老廃物を外に排出することです。

食べ物は、三大栄養分〔タンパク質、炭水化物、脂質(脂肪)〕とミネラル、ビタミンを含んでいます。タンパク質はアミノ酸に、炭水化物はブドウ糖に、脂質は脂肪酸やモノグリセリドに消化されて体内に吸収されます。

空気(酸素)は、肺に取りこまれ、血液の赤血球のヘモグロビンと結びつきます。

図① **髪をつくる毛球部**

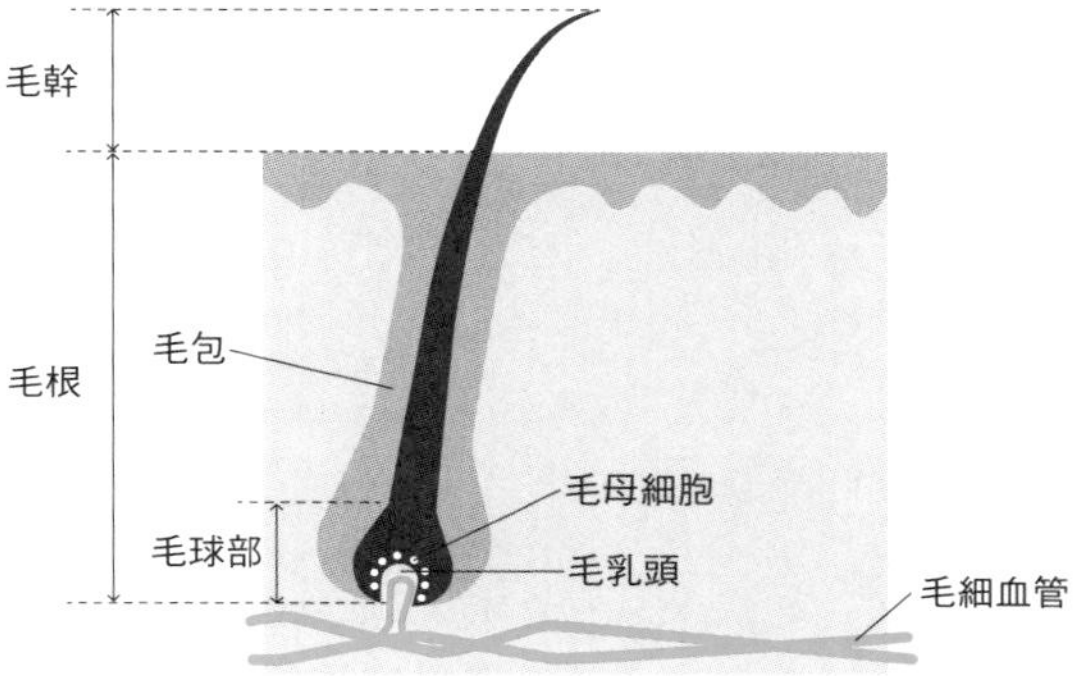

私たちの体をつくっている約37兆個の細胞が生きるために、その1個1個にアミノ酸やブドウ糖などの栄養分や酸素が血液の流れで送り届けられ、エネルギー源などになります。

なお、目にみえる髪はすでに生命活動を終えた死んだ細胞で、栄養分や酸素は届けられません。

髪は毛根《もうこん》の毛母《もうぼ》細胞でつくられる

髪がつくられるのは、毛根の奥にある毛球《もうきゅう》部です（図①）。毛球部の底にある毛乳頭《もうにゅうとう》を囲んで毛をつくる毛母細胞がたくさんあります。毛乳頭から栄養分や酸素をもらって毛母細胞が細胞分裂して髪をつくります。分裂したばかりの細胞は生きていますが、次つぎと新しく分裂が起こり、押し上げられて伸びていき（角化）、皮膚表面に出た毛幹は角化が終了したもの、つまり「死んだ細胞」です。髪は、地肌から出ている目にみえる部分を毛幹《もうかん》、目にみえない地肌のなかにある部分を毛根とよびます。

髪を理解するための基本用語

●アミノ酸

タンパク質の構成単位。食品に含まれるタンパク質が胃や腸でアミノ酸となり、体内に吸収され、血液により全身の細胞に運ばれアミノ酸どうしがつながり、必要な形のタンパク質に再合成される。アミノ酸の種類や量によって、タンパク質の特長が変わる。アミノ酸が結合した集合体を、ポリペプチド（ＰＰＴ）という。

●タンパク質

20種類のアミノ酸分子が互いにペプチド結合(-CO-NH-)をつなぎ目としてたくさんつながってできている、巨大な分子。体内に約10万種類あり、筋肉や内臓、血液、爪、髪、皮膚、骨などをつくるほか、酵素やホルモン、病気に対する免疫の抗体になるものなどさまざまな働きをしている。体の各所のタンパク質は、アミノ酸の種類やつなぐ順序、立体構造が異なる。

●キューティクル（毛小皮）

髪の表面を覆い内部組織を守る働きをしている、硬いタンパク質（図②）。半透明の平たいうろこ状のものが4～10層に重なっている。痛んだ髪の説明をする場面でよく使われる部位。

●コルテックス（毛皮質）

髪の大部分を占める（全体の約85％）、繊維状の束（図②）。キューティクルよりも柔らかいタンパク質でできている。隙間は脂質で埋められている。コルテックス内のタンパク質、脂質、水分量によって髪の太さや柔らかさ、弾力性、強度が決まる。

図② 髪の構造

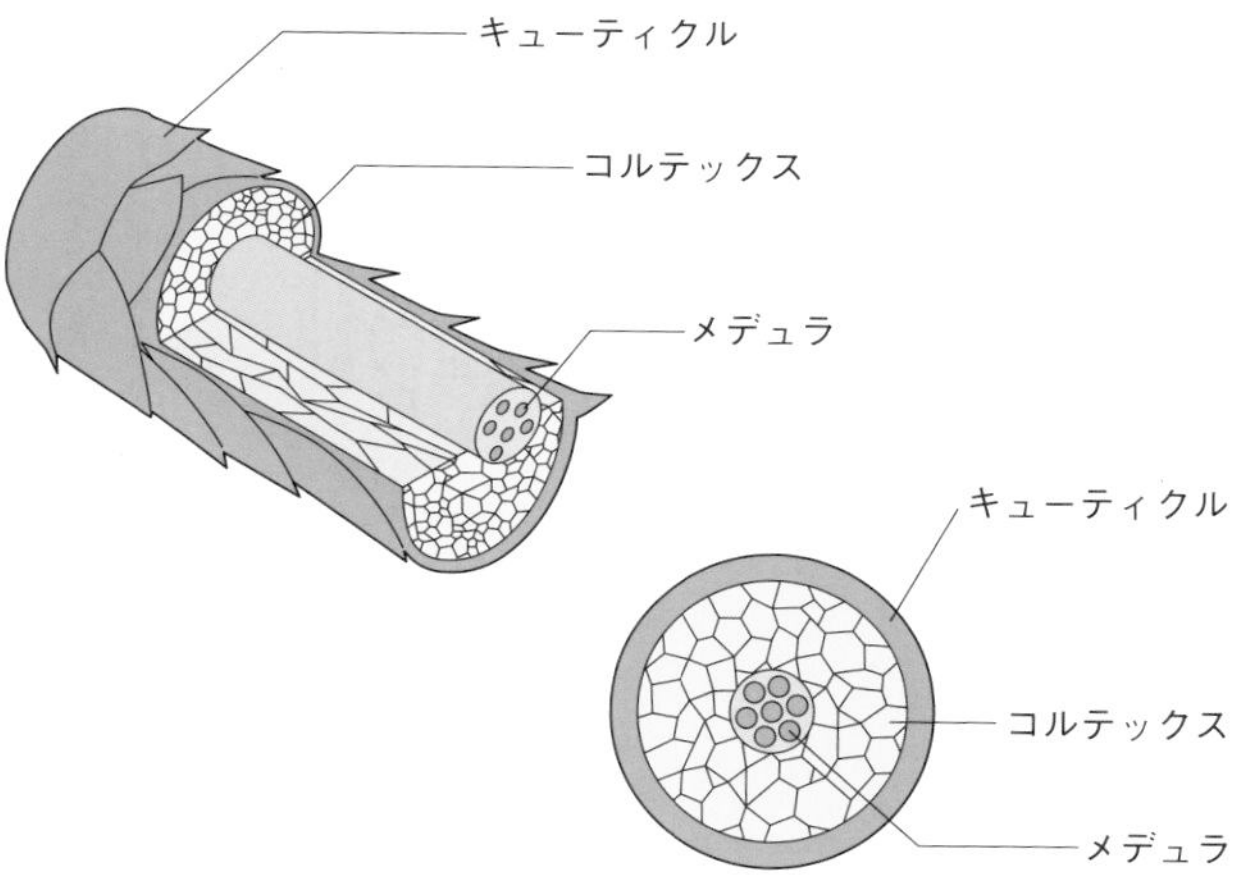

●メデュラ
髪の芯となる部分で、大部分がタンパク質（図②）。空間を多くもった網目状あるいは多孔質構造で、ダメージを受けると多孔質構造の割合が増える。

●メラニン
髪、肌、瞳の色を構成する色素。紫外線を吸収し、体や頭部を守る。髪のメラニンはコルテックスの部分に含まれている。

●ケラチン
タンパク質の一種。18種類のアミノ酸がらせん状につながった1本の鎖（ポリペプチド主鎖）で構成される、髪の主成分（図③）。ケラチンは爪、皮膚も形成しているが、髪はほかのタンパク質と比較してシステインというアミノ酸を豊富に含むのが特徴。弾力性があり、水分を含む。

●イオン結合
＋の電気をもった原子団と－の電気をもった原子団が、＋電気と－電気の引き合いで結合することで成り立つ側鎖結合（図③）。髪のpH《ピーエイチ》が弱酸性であると、しっかりと結合する。髪のpHがアルカリ性に傾くと、イオン結合が切断される。

図③　髪のなかでケラチンどうしをつなげている結合

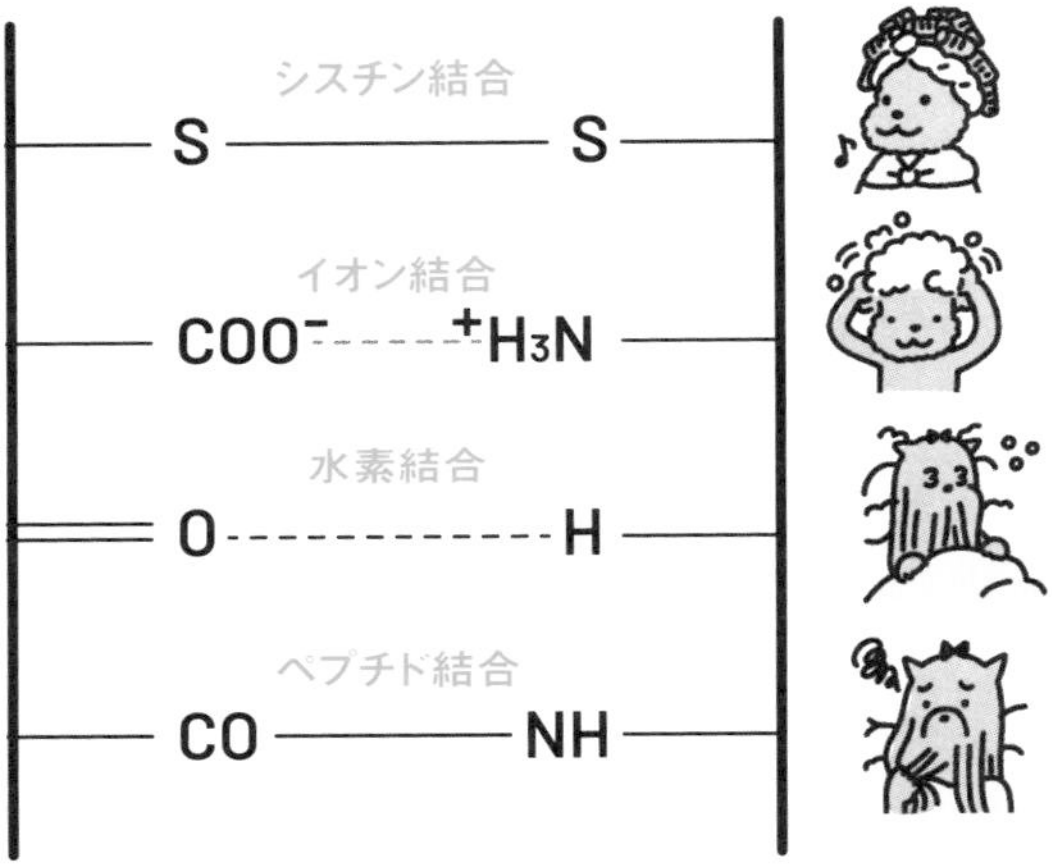

●シスチン結合（ジスルフィド結合、S－S結合）
隣り合ったポリペプチド主鎖どうしをはしごのようにつないでいる側鎖結合のひとつが、シスチン結合（図③）。シスチン結合はシステインというアミノ酸が2つ結合したもので、システインに含まれる硫黄原子（S）どうしが結合して成り立っている。パーマのしくみにかかわる。

●水素結合
髪では隣どうしのケラチンのペプチド結合（－CO－NH－）で、一方の－COのO（酸素）と他方のNH－のH（水素）が引き合う結合（図③）。水に濡れると結合が切れ、乾かすと再結合するので、ドライヤーで髪を整えるしくみに関係する。

Contents

(chapter 1)

パーマ・
カラーリング

Q 01

なぜパーマでウェーブがつくれるの？

薬剤で髪内部の構造を変化させて、イメージ通りのウェーブをある程度の間、髪に定着させることのできる「パーマ」は、ヘアサロン定番の施術です。パーマのしくみをみていきましょう。

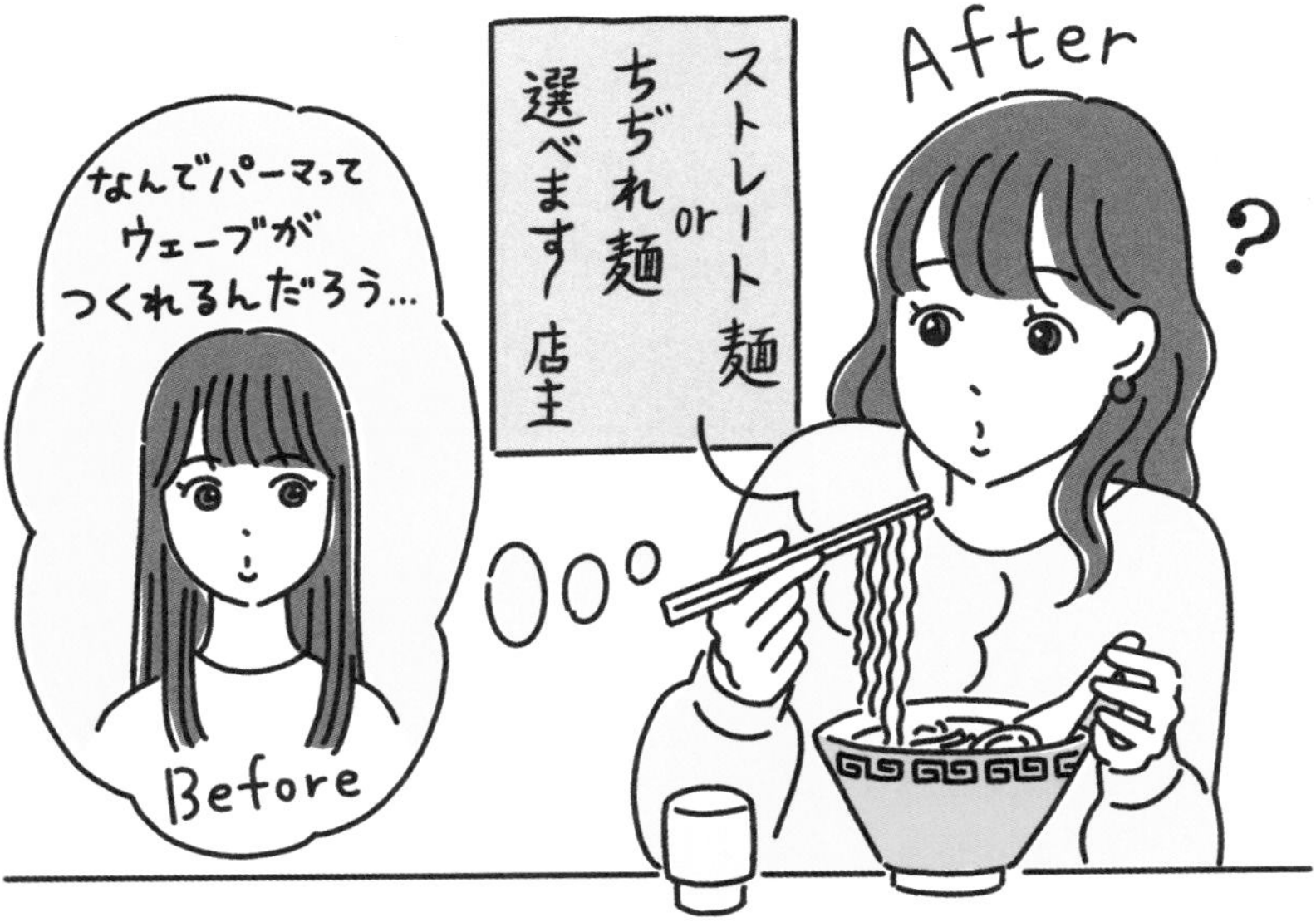
After
ストレート麺
or
ちぢれ麺
選べます
店主
なんでパーマって
ウェーブが
つくれるんだろう…
Before

図1-1　**パーマ液で反応する3つの結合**

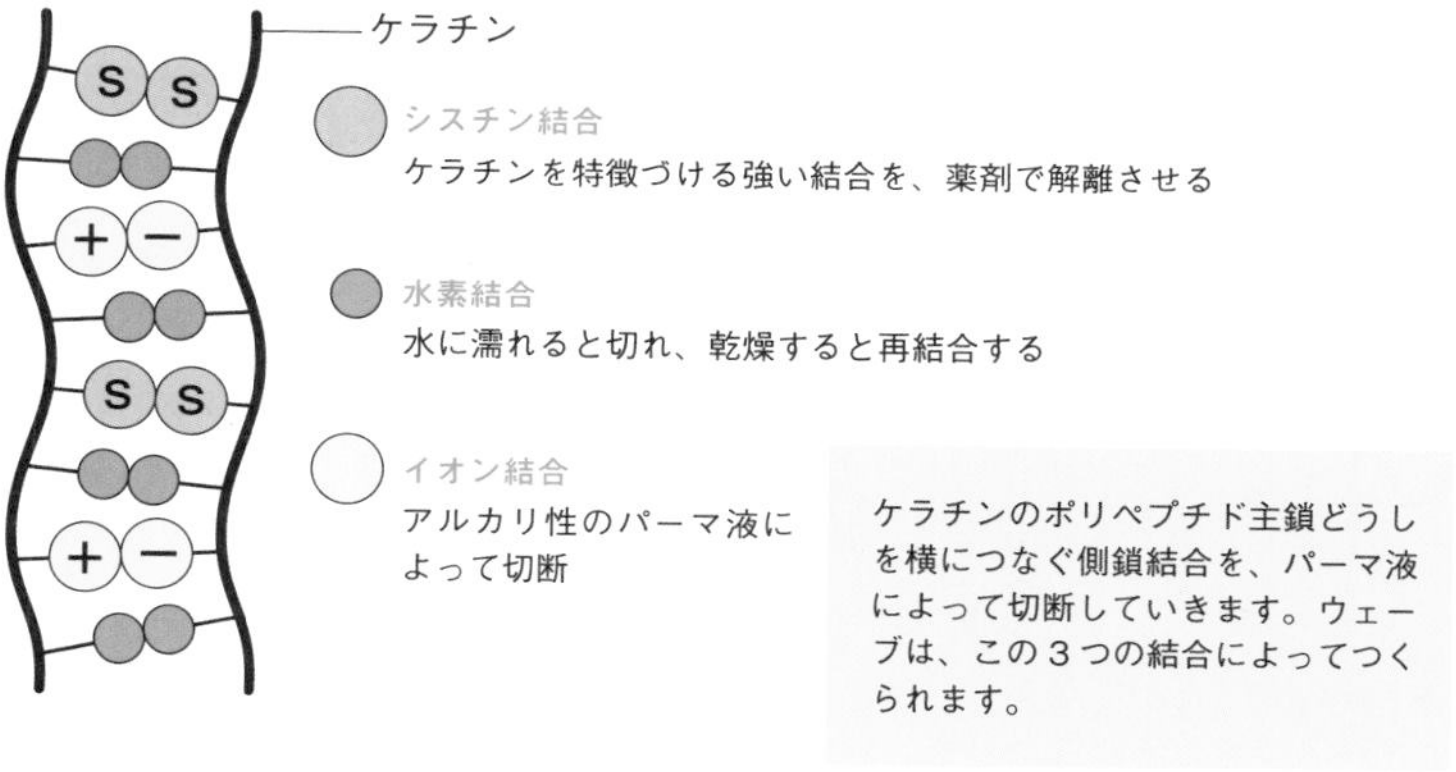

ケラチンを特徴づける強い結合を、薬剤で解離させる

水に濡れると切れ、乾燥すると再結合する
ケラチンのポリペプチド主鎖どうしを横につなぐ側鎖結合を、パーマ液によって切断していきます。ウェーブは、この3つの結合によってつくられます。

髪内部の「結合」へアプローチして形状を変えていく

髪の形状を変える手段は2通りあります。ひとつは、寝ぐせを整えるために髪を濡らすような日常的な方法です。これは、髪内部の水素結合に働きかけており、水分によって結合が切り離され、水分が抜け乾燥する過程で再びくっつくしくみです。

もうひとつは、水分の出入りがあっても変化しないシスチン結合（S-S結合）とイオン結合の部分を、薬剤によって変えていく方法。これが、パーマです（図1-1）。

図1-2　**パーマの施術**

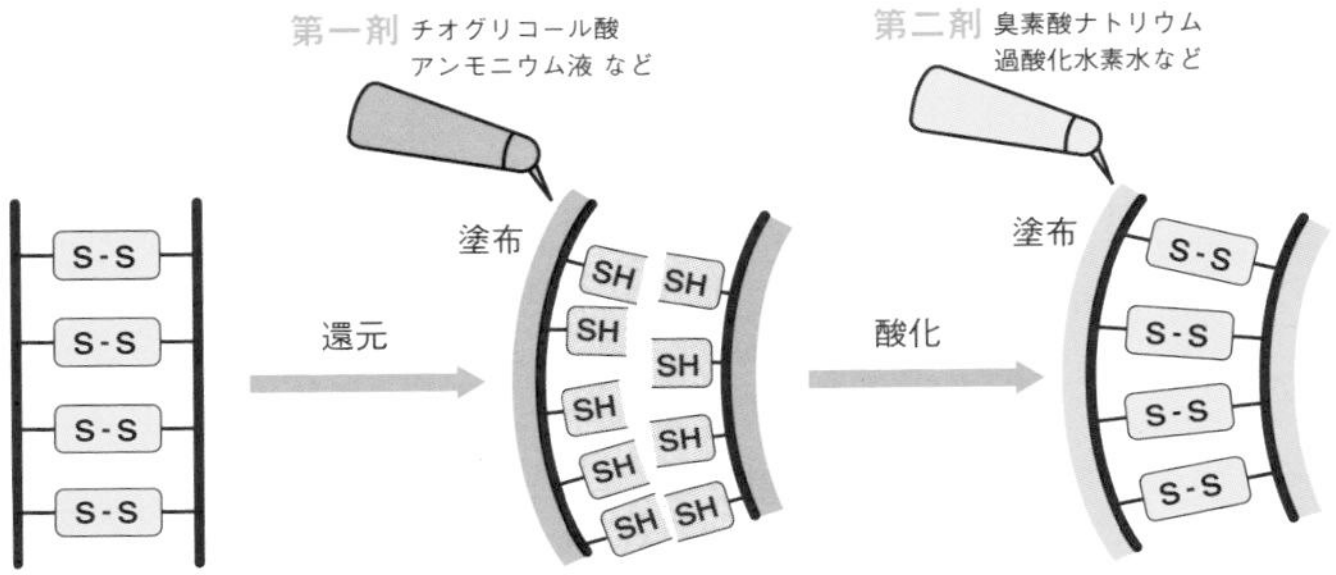

第一剤に含まれる還元剤はシスチン結合（S-S 結合）をしている S（硫黄）原子に H（水素）原子を与えて結合を切ります。第二剤の酸化剤は、還元剤とは逆に、相手の H 原子を奪い取ります。

パーマ液の第一剤、第二剤は何をしているのか

パーマの施術では、薬剤を髪に塗る前に、ロッドとよばれる棒状の筒に髪を巻きつけ、ウェーブを形づくり、希望のデザインの下地をつくります。

次に、パーマ液の第一剤を塗り、シスチン結合を成立させている硫黄（S）と硫黄の結合を切り離します。すると髪を形づくっているケラチンの分子は、長く伸びた鎖状で並ぶだけの状態に。このとき、髪は弾力がなくなり、柔らかくなっています（図1-2）。

パーマ液の第一剤には、主成分のチオグリコール酸アンモニウム（還元剤とよばれてい

図1-3　**ロッドを巻く理由**

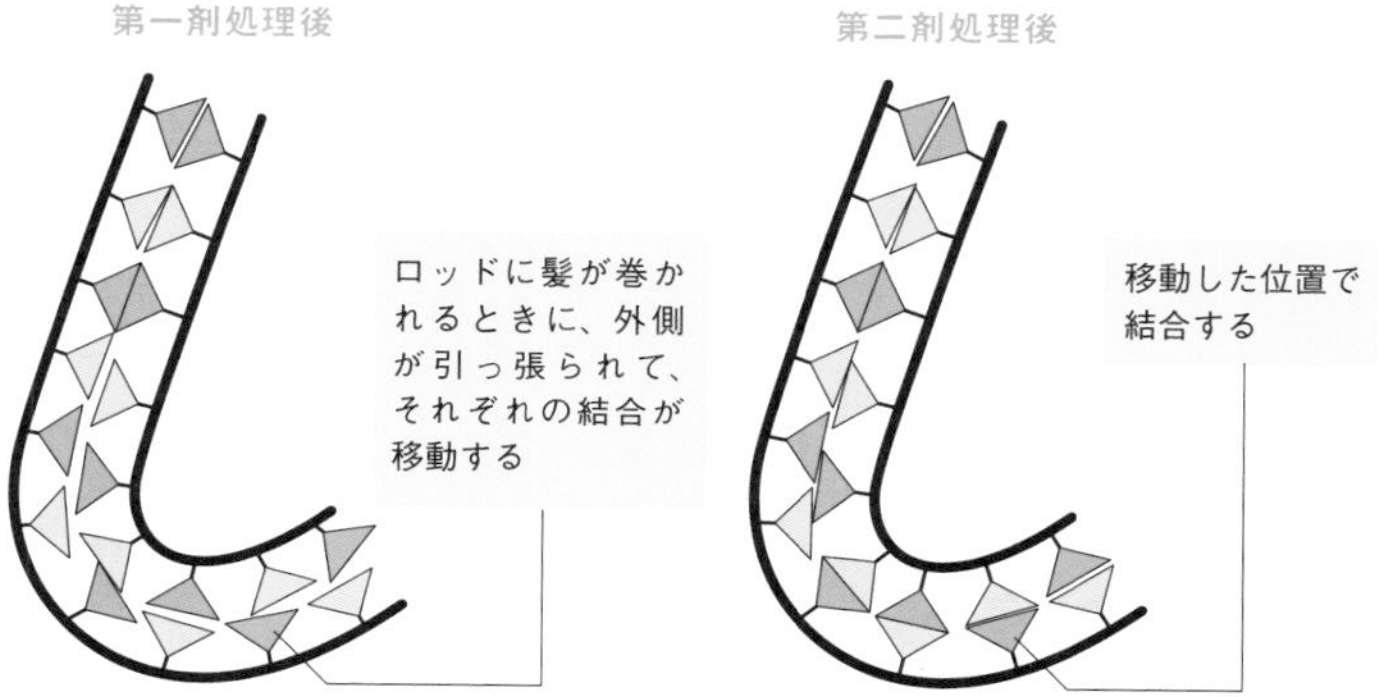
第一剤処理後
第二剤処理後
ロッドに髪が巻かれるときに、外側が引っ張られて、それぞれの結合が移動する
移動した位置で結合する

る）以外に、効果的に作用させるためのpH《ピーエイチ》調整剤、髪に浸透させやすくする浸透乳化剤（界面活性剤）、髪の感触を良くするコンデショニング剤（油分や保湿剤）などが配合されています。第二剤には主成分の酸化剤（臭素酸ナトリウムや過酸化水素など）ほか、それらの働きを安定させるための成分が配合されます。

次に、第二剤（酸化剤）を塗って、切り離されたシスチン結合を再結合させていきます。ロッドに巻きつけられ、ウェーブ状になっている髪に第二剤を塗布すると、第一剤の塗布で切り離されたS原子は、もとのS原子と異なるS原子に結合します（図1-3）。なお、第一剤の塗布で切断された水素結合は髪を乾かすことによって再結合し、イオン結合は、アルカリ性に傾いた髪のpHをパーマの工程で戻していくことで再結合します。これが「コールドパーマ」の原理です。「デジタルパーマ」も結合を切り、再結合させるというしくみは同じですが、第一剤と第二剤の間に熱を加える工程をはさむことで、よりくっきりとしたウェーブをつくることができます。パーマの種類によって仕上がりのニュアンスや、適したスタイリング剤などが異なりますが、髪の形状を変えるしくみはどれも同じです。

ヘアアイロンでカールをつくれるのはなぜか

ホットカーラーやコテ（ヘアアイロン）によってつくるウェーブは、髪の水素結合に働きかけています。濡れた髪は水素結合が切れて形が自由に変えられる状態です。また、髪は乾いていても、内部には水分を含んでいます。それを熱で、髪への水の出入りをなくすと、水分によって切れていた結合が結びつくため、ウェーブが形づくられるので

COLUMN

パーマはまつ毛にも施術され、髪と同様に、パーマ液の第一剤と第二剤を使って形を変化させます。しかし髪用のパーマ液は目に入ると視力障害を及ぼす恐れがあるため、髪用もしくは同等の成分が入ったものはまつ毛に使わないようにと厚生労働省よりよびかけられています。

す。さらに熱によって髪の油分がとけますが、再度冷えることで固まります。熱で形をつくり、冷めるときに固定されるというわけです。ウェーブやカールをキープするコツに、仕上げに触らずしっかり冷ますといったアドバイスがあるのは、これが理由です。水素結合に働きかけて変えた髪の形は、濡れると再びもとの形状に戻ります。

Point

仕上がりや強度により多くの種類があるパーマ液のなかから、目指すイメージによって最適なものを選び、ウェーブを形づくる技術や機械を扱う知識などが、美容師のセンスと腕の期待されるところでしょう。

Q 02

パーマの「かかりやすさ」は違う？

パーマがかかりやすい人と、かかりにくい人。また、キレイな仕上がりがもつ人と、短期間で形が崩れてしまう（とれてしまう）人もいるでしょう。その差は、髪質とダメージの度合に原因があります。

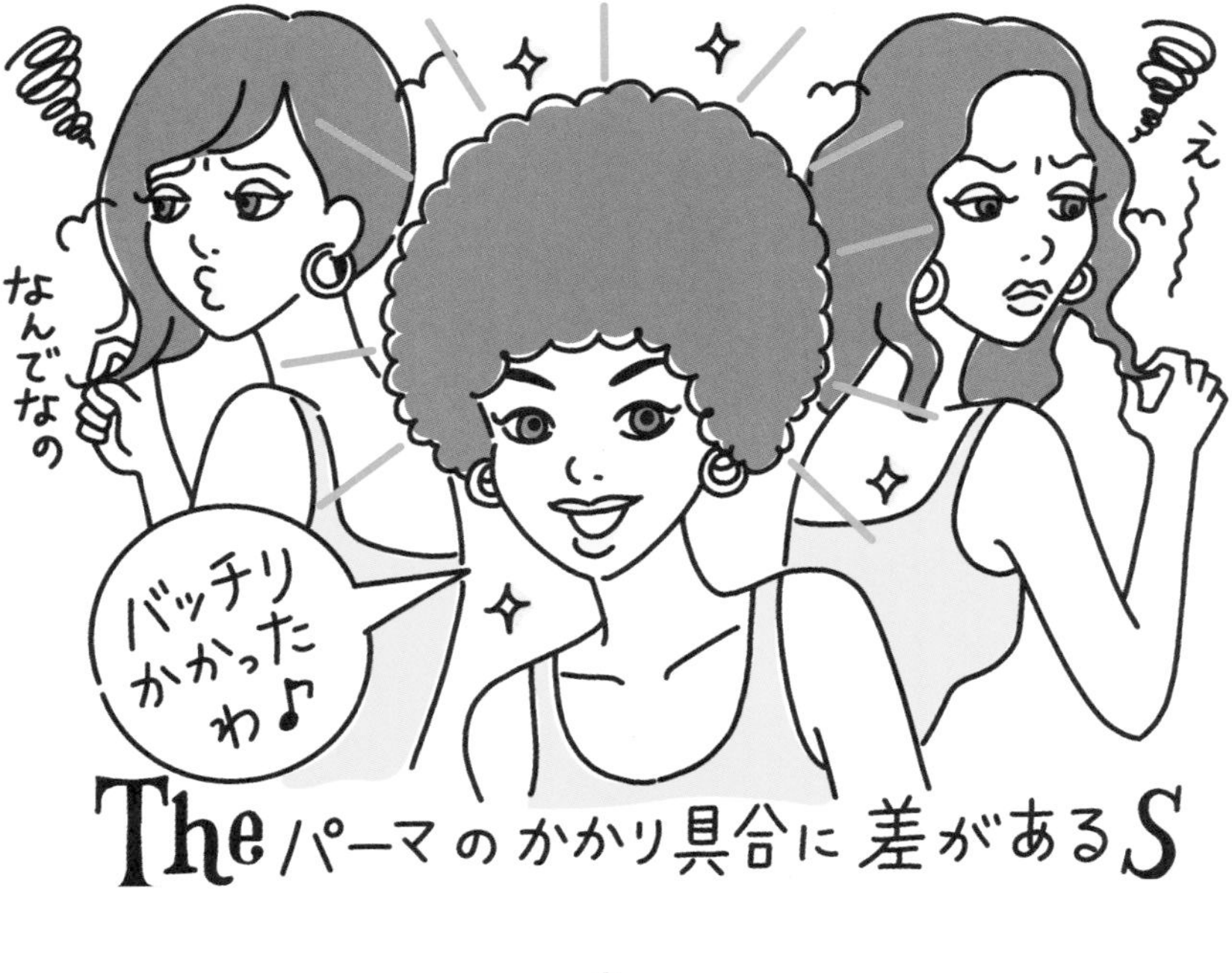
なんでなの
バッチリかかったわ♪
え〜〜
The パーマのかかり具合に差があるS

図2-1 キューティクルの違いと第一剤のしみ込みやすさ

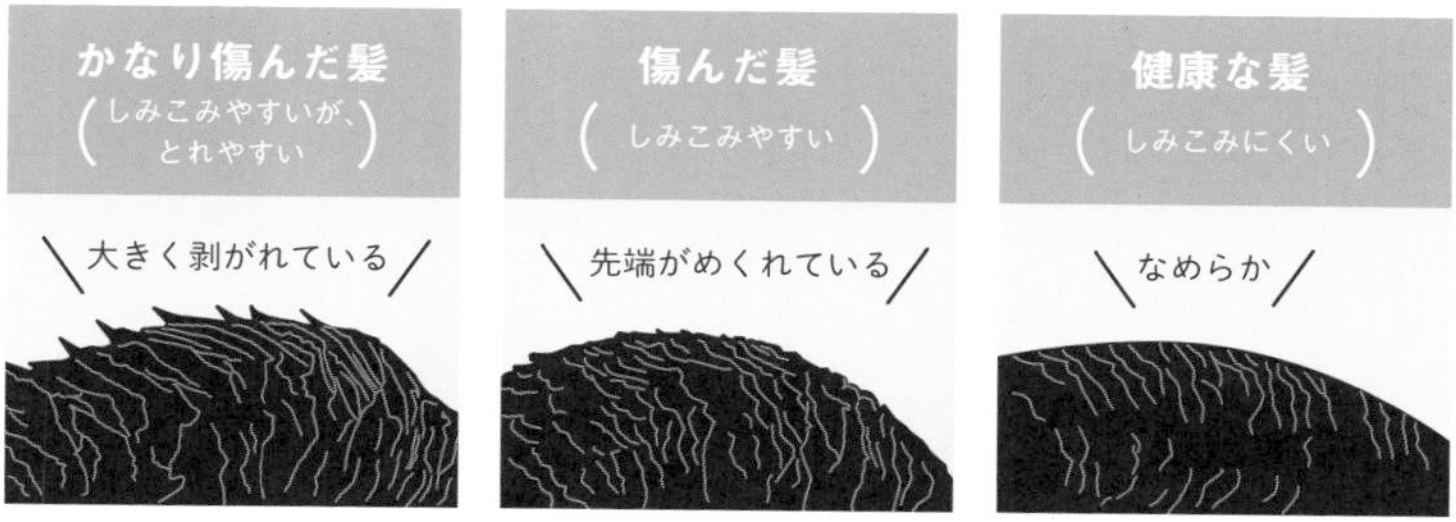
かなり傷んだ髪
(しみこみやすいが、とれやすい)
大きく剥がれている
傷んだ髪
(しみこみやすい)
先端がめくれている
健康な髪
(しみこみにくい)
なめらか

キューティクルの剥がれた痛んだ髪は、第一剤がしみこみやすくパーマがかかりやすい状態です。くせ毛の場合は毛が曲がった構造をしているため、もともとキューティクルのすき間が大きいのが特徴です。それゆえパーマ液の第一剤がしみこみやすく、パーマがかかりやすい髪といえます。

キューティクルの状態で、かかりやすさが左右される

パーマのかかりやすさを左右する要因のひとつは、キューティクルの状態です。キューティクルのしっかりしている健康な髪は、単純にパーマ液の第一剤がしみこみにくく、髪内部のタンパク質へ届きにくくなっています（図2-1）。

前項の説明のように、パーマは髪のタンパク質のシスチン結合を第一剤で切断して、第二剤で新しいポイントで再結合してウェーブを固定する施術です。そのため、第一剤が髪内部のタンパク質に届かず十分に結合を切断できない、または、髪が痛んでいるなどの理由でシスチン結合しているタンパク質の量が少ないと、

ウェーブを固定しにくくなります。

髪の太さやヘアマニキュアも、パーマに影響アリ

さらに、髪の太さも関係します。髪の内容物であるコルテックス（図2-2）の量が多いと髪は太くなり、量が少ないと髪は細くなります。太い髪はシスチン結合ができる場所が多いので、パーマがかかりやすくなります。細い髪はシスチン結合のできる場所が少ないため、固定する力が弱くパーマがかかりにくい髪だといえます。

ほかに影響が出るのは、ヘアマニキュアです。ヘアマニキュアは、キューティクルの表面に染料を固定する施術であるため、表面が塗料で覆われている状態になります。その状態ではパーマ液の第一剤がしみこみにくく、パーマがかかりにくいのです。

ヘアカラーは、基本的に影響しません。ヘアカラーは薬剤でキューティクルを開き、髪内部にあるコルテックスを染料で染める施術なので、ヘアカラーの有無によって、パーマがかかりやすいかどうかはあまり関係ありません。ただし、パーマによるヘアカラーの褪色は避けられません。

図2-2 **髪の構造**

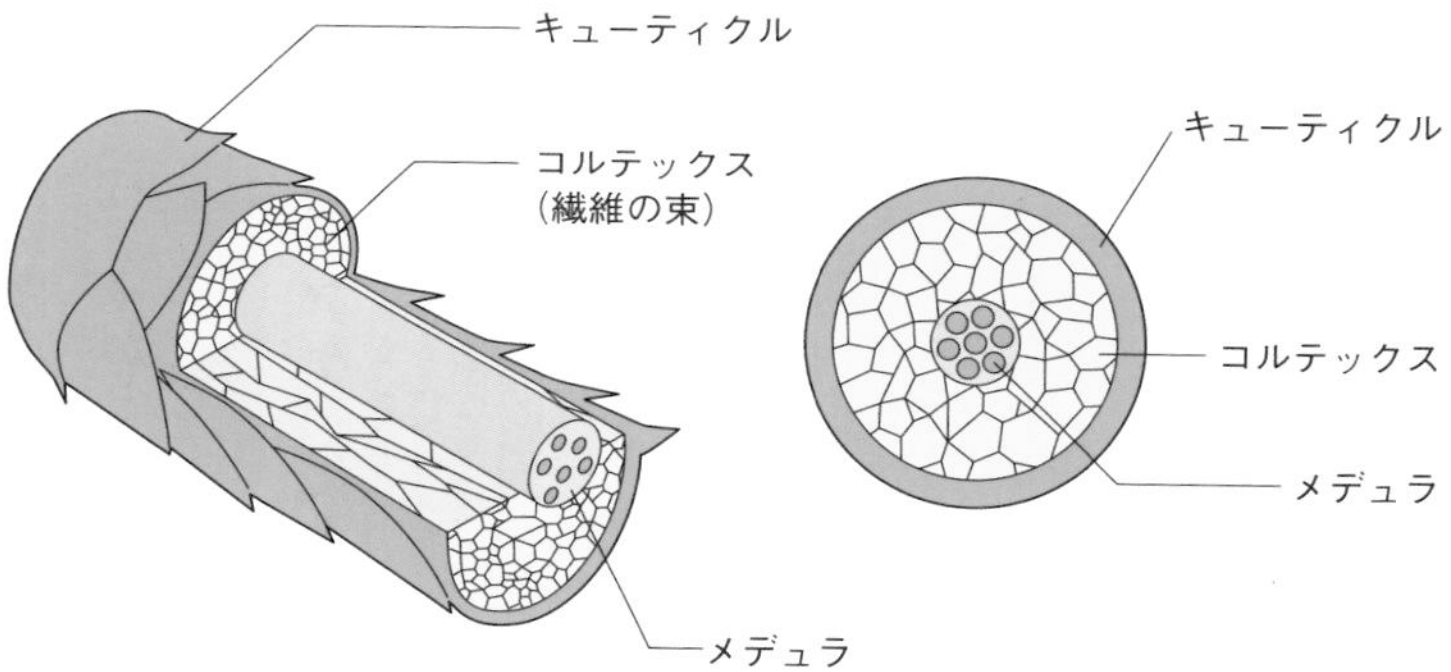

パーマの〝もち〟が違う原因は?

髪の形状を変えるため、パーマ液を使ってシスチン結合を切断しますが、強い作用のある第一剤を使っても、切断されるのは全体の約2割程度です。さらに、第二剤によって再結合させた部分も、時間の経過とともに切れていきます。そうしてもとの形に戻ろうとする力が働き、少しずつパーマが落ちていきます。

施術上の原因では、第二剤を髪を巻いたロッド1本1本に丁寧に塗っていなかったり、ロッドの裏側に塗っていなかったりするというミスが考えられます。第二剤の塗布にむらができてしまうと、第一剤で切断したシスチン結合が再結合できず、髪が傷んだ状態になっています。この場合も、新しいシスチン結合が足りなくなるため、パーマがとれる時期が早まります。

パーマ後のヘアケアによっても、多少の差が出る

髪を乾かすときに、ブラシで引っ張って伸ばしすぎない。パーマがとれかけてきたら、カットで軽くする。リペアの施術をしてもらう。適切なヘアケア剤やスタイリング剤を使うなど、パーマを長持ちさせるコツはたくさんあります。

Point

何度もパーマを楽しんでいる人は、経験として自分の髪がかかりやすいかかかりにくいかを把握している人もいると思います。その原因を知れば、より適切なケアや施術の相談ができるでしょう。

Q 03

ストレートパーマと縮毛矯正の違いとは?

「ストレートパーマ」と「縮毛矯正」、この2つを区別するルールはありません。しかし一般的には、生まれつきのくせ毛をまっすぐにする施術が「縮毛矯正」とよばれます。違いはどこにあるのでしょう。

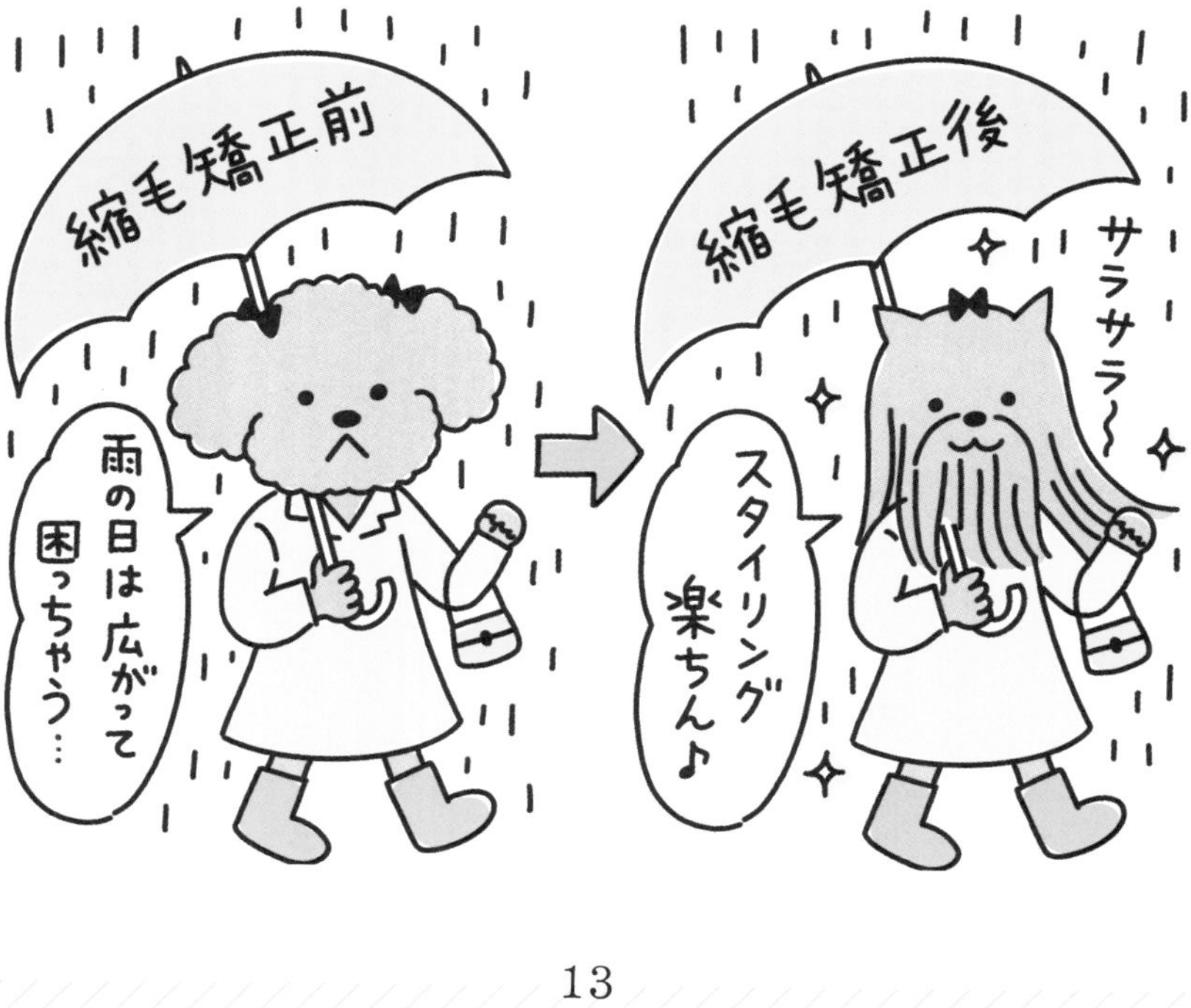
縮毛矯正前
雨の日は広がって困っちゃう…
縮毛矯正後
サラサラ〜
スタイリング楽ちん♪

図3-1　**ストレートパーマが、髪の形を変えるしくみ**

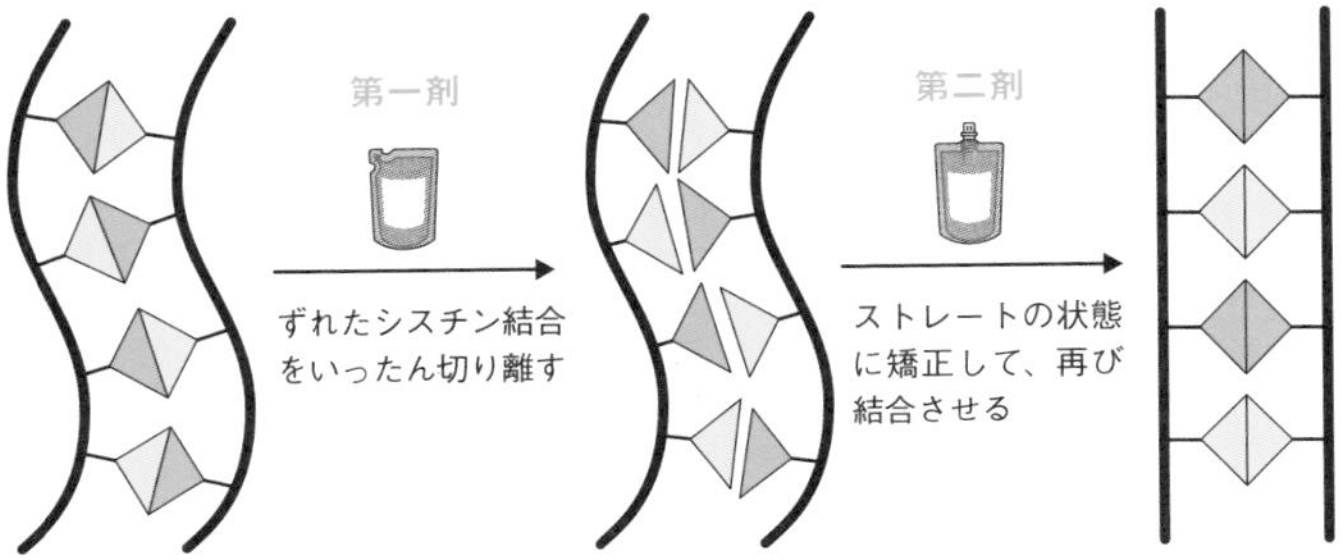
第一剤
ずれたシスチン結合
をいったん切り離す
第二剤
ストレートの状態
に矯正して、再び
結合させる

くせ毛はカーブした毛穴から押し出されて生えてくるため、タンパク質のシスチン結合（S-S結合）がずれた状態で、形づくられています。そのため、ストレートパーマでは第一剤で切り離された結合を、第二剤でまっすぐに再結合させます。掛け違えたボタンを、正しい位置に戻すイメージが近いでしょう。

ウェーブをつくるパーマとストレートパーマの原理は同じ

ストレートパーマは、パーマ液の第二剤で髪の形を固定する際、くしで髪をとかし、まっすぐ伸ばし続ける施術が行われます（図3-1）。

その作業をしやすくするため、ストレートパーマ用の薬剤は、ウェーブ用のパーマ液より粘度が4倍程度高く設定されているのが特徴です。パーマ液をクリーム状またはジェル状にすることで、髪をよりまっすぐ伸ばせるよう工夫されているのです。それ以上の粘度は髪に過度な負荷がかかるため、パーマ剤承認基準によって制限されています。

ストレートパーマの技術進化

パーマ液の第一剤は、髪内部のタンパク質の結合の約2割しか切断できません。そのため、かつてのストレートパーマは、パーマ落としや軽度なくせ毛は処理できたものの、生まれもったくせ毛を矯正してまっすぐに整えることはできませんでした。しかしストレートヘアに対する大きな需要があり、パーマ液のメーカーや美容師によって、薬剤の配合や加熱方法の工夫など、多くの試行錯誤が行われました。その後、第二剤を塗る前に高温アイロンでタンパク質を変性させ、しっかりとストレートヘアに矯正していく技法が確立しました。

また同時期（1999年）に、パーマ剤承認基準に「高温整髪用アイロンを使用する加温二浴式縮毛矯正剤」が追加され、この頃から「縮毛矯正」という言葉が世の中に広まりました。

図3-2　**縮毛矯正のしくみ**

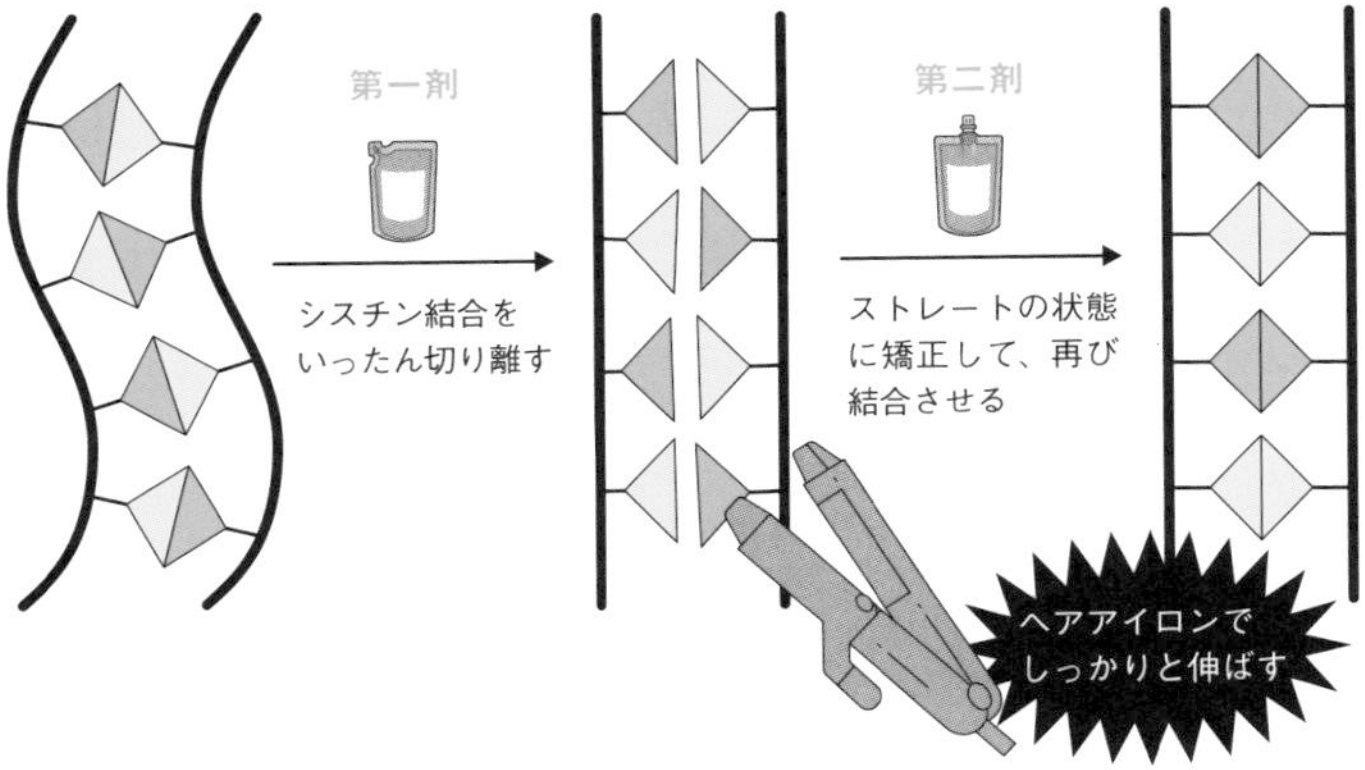
第一剤
シスチン結合を
いったん切り離す
第二剤
ストレートの状態
に矯正して、再び
結合させる
ヘアアイロンで
しっかりと伸ばす

ストレートパーマと縮毛矯正の違い

では、ストレートパーマと縮毛矯正の違いとは？　先に述べた歴史的背景もあり、施術中に高温アイロンで加熱をしないのがストレートパーマ、加熱処理をするのが縮毛矯正といえます（図3-2）。

どちらも使用するパーマ液は、基本的に変わりません。また、厳密な区別のルールが存在しないため、サロンによってはパーマ落としがストレートパーマで、地毛をまっすぐ整えることを縮毛矯正と区別しているところもあるようです。アイロンを使う施術では、髪にある程度の長さが必要となるため、短髪の程度によっては施術できない場合もあります。いずれにしても、髪にダメージを与えることは避けられず（詳しくは25頁を参照）。とくに高温アイロンを使用する縮毛矯正は影響が大きいでしょう。

ダメージと上手につきあい、扱いやすい髪を目指す

おしゃれのためだけでなく、扱いやすいストレートヘアにして、毎日のケアやスタイリングで生じる負担を少なくしたいという需要も大きいストレートパーマ（および縮毛矯正）。施術後ある程度の期間は、コテを使ったり逆毛を立てたりするヘアアレンジは控えたほうがいいなどの注意点はあるものの、とても画期的な技術です。

Point

ストレートパーマと縮毛矯正の原理は同じです。サロンによってよび名が変わりますが、一般的には、生まれつきの強いくせ毛をまっすぐ整えるのが縮毛矯正ととらえられています。

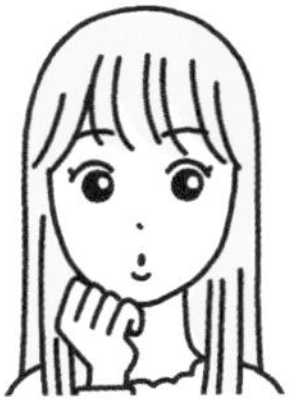

もっと知りたい！ヘアケアの歴史

パーマ剤承認基準ができる前のストレートパーマ創成期（1970年代）では、パーマ液に小麦粉を混ぜて粘度を上げたり、プラスチックの板（パネル）に髪を貼り付けてくしでとかすなどの技法が流行しました。

ところがこれらの技法は、髪に極度の負荷がかかる場合があり、断毛事件が起こったことから当時の厚生省から美容業界へ厳しい指導が入りました。

現在では、小麦粉は当然のことながら、パネルを使用する技法も禁止されています。

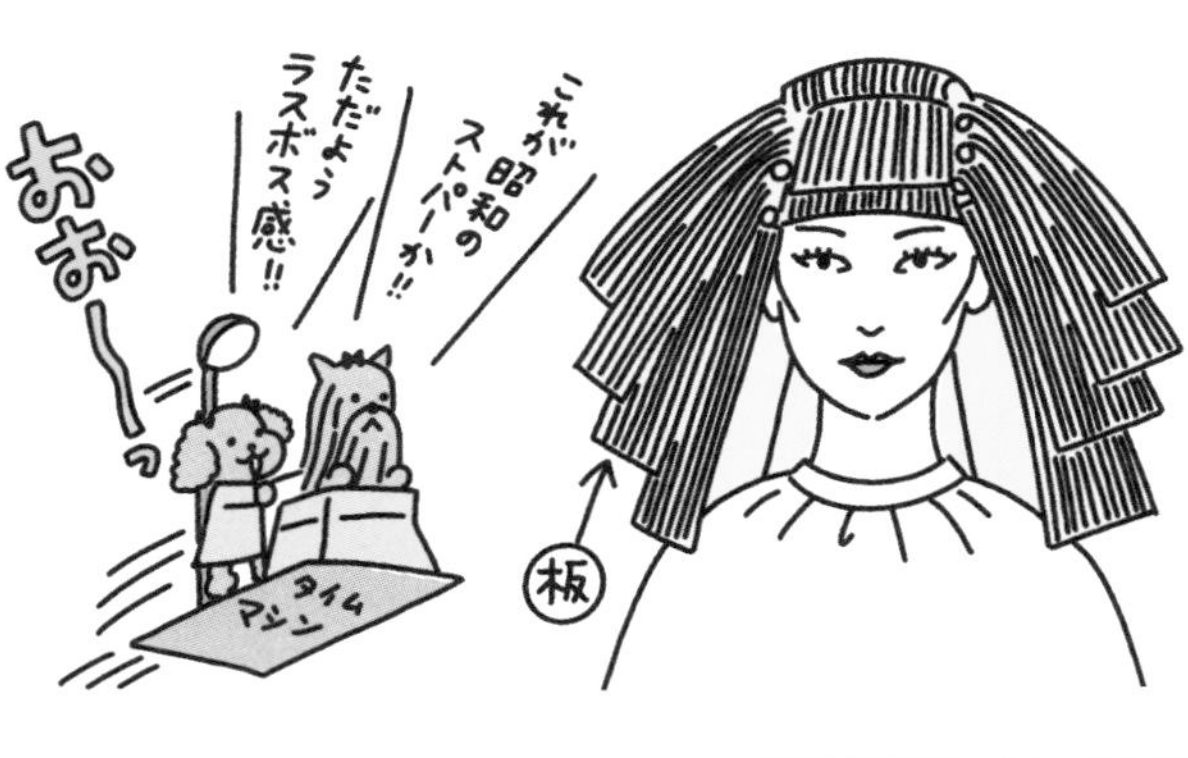
これが昭和のストパーか!!
ただようラスボス感!!
おお〜っ
タイムマシン
板

Q 04

カラーリングの種類としくみ

髪の色を変える「カラーリング」。その種類はさまざまです。おしゃれ染め、ヘアダイ、ヘアマニキュア、いろいろなよび名と種類がありますが、ここでは分類を整理しながら、そのしくみを理解しましょう。

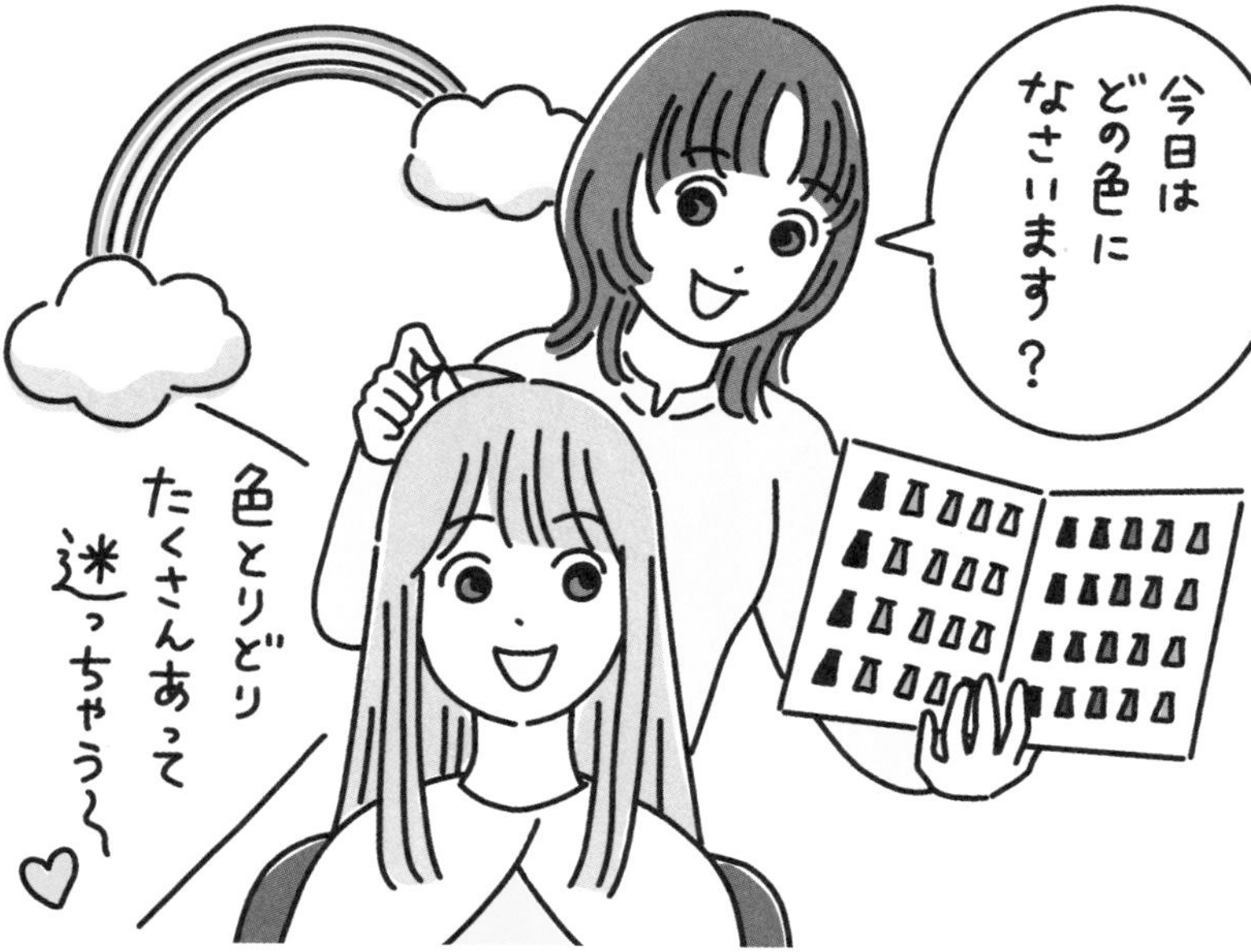
今日はどの色になさいます？
色とりどりたくさんあって迷っちゃう～

図4-1　**髪が染まるまで**

塗布	髪の膨潤 染料の浸透	メラニンの脱色 染料の発色	染料の定着
ヘアカラーの一剤と二剤を混ぜて髪に塗る	キューティクルが開いてヘアカラー剤が浸透する	酸化剤がメラニン色素を脱色して染料が発色する	染料分子が大きくなって、外にでられなくなり、髪の内側に閉じ込められる

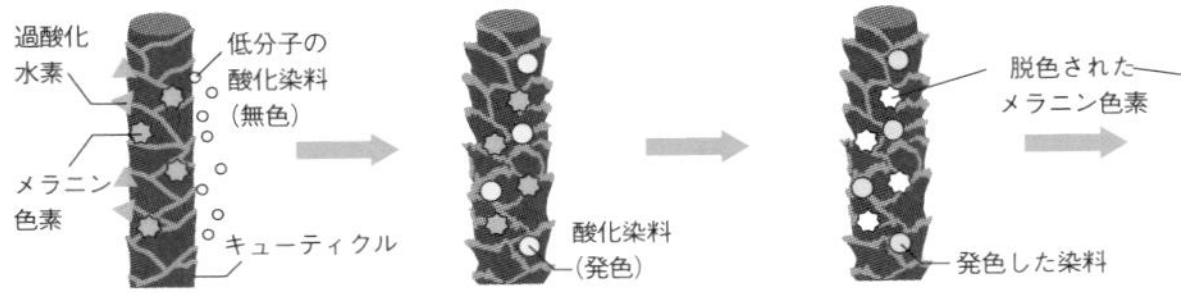

髪色素のメラニンを酸化して脱色させると同時に、分子の小さい酸化染料が発色します。すると発色した染料の分子は、結合してもとより大きくなり、髪の内部に閉じ込められます。簡単にいうと、もともとの地毛のメラニン色素をブリーチ（脱色）して、そこへカラー剤を入れるというしくみです。カラー剤が色あせても、もとの髪色に戻ることはありません。白髪用と黒髪用のヘアカラーでは、ブリーチ力と染毛力のバランスが異なります。

一般的なヘアカラーの分類は「永久染毛剤」(医薬部外品)

ヘアサロンで一般的に行われているヘアカラーに使われるのは「永久染毛剤」で、分類は医学部外品*です。「ヘアダイ」「おしゃれ染め」「白髪染め」というよばれ方もありますが、どれも同じ分類のカラー剤です。永久染毛剤は、髪の内部にアルカリ性の染料を入れるのが特徴です。洗髪しても色が落ちにくく、1〜2カ月は色持ちします。

ヘアカラー(永久染毛剤)はパーマ液と同様に、第一剤と第二剤で構成されています。酸化染料とアルカリ剤の第一剤、酸化剤の第二剤を混ぜて髪に塗布すると、アルカリ剤によってキューティクルが開き内部へ薬液が浸透します（図4-1）。それにより、色を髪に定着させることができます。

＊医薬部外品：「医薬品」ではないが〝医薬品に準じる効能・効果をもつもの〟と薬規法で定義されています。

ヘアマニキュアなどの分類は「染毛料」（化粧品）

ヘアマニキュアやカラーリンス（またはカラートリートメント）などは「化粧品」に分類され、「染毛料」とよばれる半永久染毛料です。ヘアマスカラや色がつくヘアスプレー、ヘアファンデーションなどは一時染毛料とよばれます（図4-2）。

半永久染毛料は、とくに分子の小さい色素を使用しています。分子が小さいため、塗るだけでキューティクルの表面から色素を髪内部へ浸透させることができますが、逆に抜け出しやすいという面があります。そのため、洗髪によって2週間~1カ月ほどで染毛効果が消えていきます。ヘアマニキュアは手軽に色を変える以外にも、吸着性の良い樹脂を配合して、髪に光沢を与えることを目的としたものもあります。

図4-2 ヘアカラーリング製品の分類

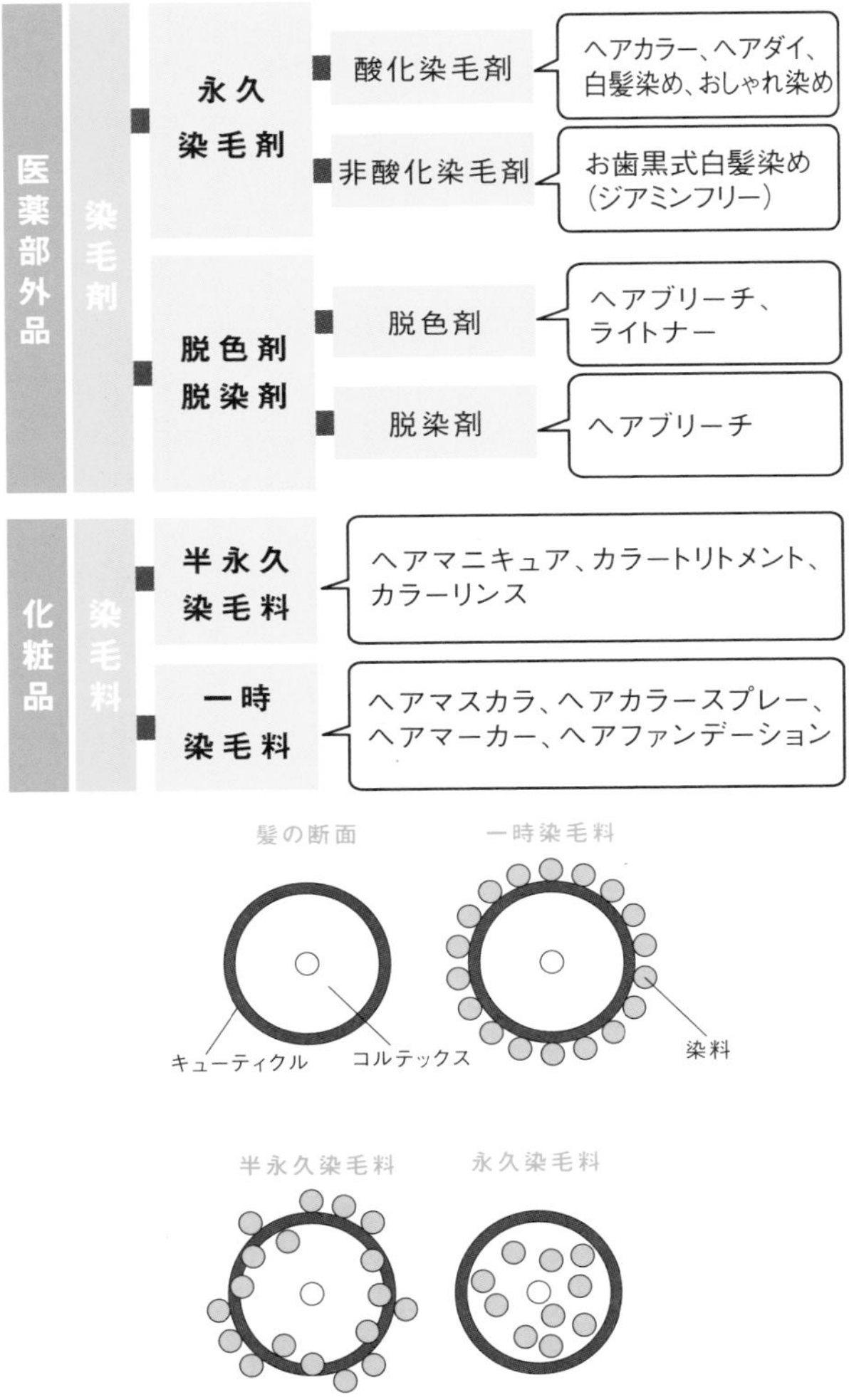

一時染毛料は法定色素（厚生労働省の定めた、医薬品、医薬部外品、および化粧品に使える有機合成色素）や顔料などの着色料にいろいろな基剤を配合して髪に付着しやすいよ

うにつくられています。髪の表面に付着するだけなので、染毛効果は一時的で、だいたい2回のシャンプーで洗い落とすことができます。

頭皮はカラー剤で染まらないの？

ヘアカラーを施術してもらうとき、「どうして頭皮は染まらないのだろう？」と疑問に思う人もいるでしょう。それは、頭皮は皮脂でおおわれているからです。皮脂によって色がつきにくく、もしついても洗えばきれいに落ちます。頭皮が乾燥しがちな人は、染まりやすくはありますが、洗髪を重ねることで少しずつ落ちていくでしょう。

ヘアサロンでは、ヘアカラーの施術時にこめかみやフェイスラインへクリームを塗って、カラー剤が肌の目立つ部位に付着しないようにする工夫をしています。また、保護クリームはヘアカラーの刺激を緩和する役目もあります。

もし目立つ部分が染まってしまった場合は、ヘアリムーバーできれいに落とすことができます。美容院での裏技として、使用したカラー剤を重ね塗りして乳化させて落とすという方法もあるようです。

年々多彩になっていくヘアカラーの世界

ヘアカラーもファッションと同じく毎年トレンドカラーが取り上げられたり、ミセス世代では「グレイヘア」という白髪を染めないスタイルが生まれたりするなど、時代とともに変化していきます。また、色の多彩さだけでなく濃淡やグラデーションをつけて染めるようなデザイン性の高い技法も次つぎ登場しています。予算や目的、髪の状態に合わせて上手に選べば、満足度の高い仕上がりになるでしょう。ただし、どんな色でも確実に褪色していきます。ヘアカラー後の髪に特化したシャンプーやトリートメントなど取り入れつつ、上手にケアしていきましょう。

Point

市販のカラー剤は染毛剤や薬剤の成分が購入した時点で決められていますが、美容室のカラー剤や薬剤は、美容師が調整してくれるという違いがあります。

Q 05

パーマやカラーで髪は傷む?

髪はヒトの体を守っており、強くてじょうぶです。ところが、パーマやカラーリングで髪の成分に働きかける薬剤を使うと、確実にダメージを受けます。髪の傷む過程をみていきましょう。

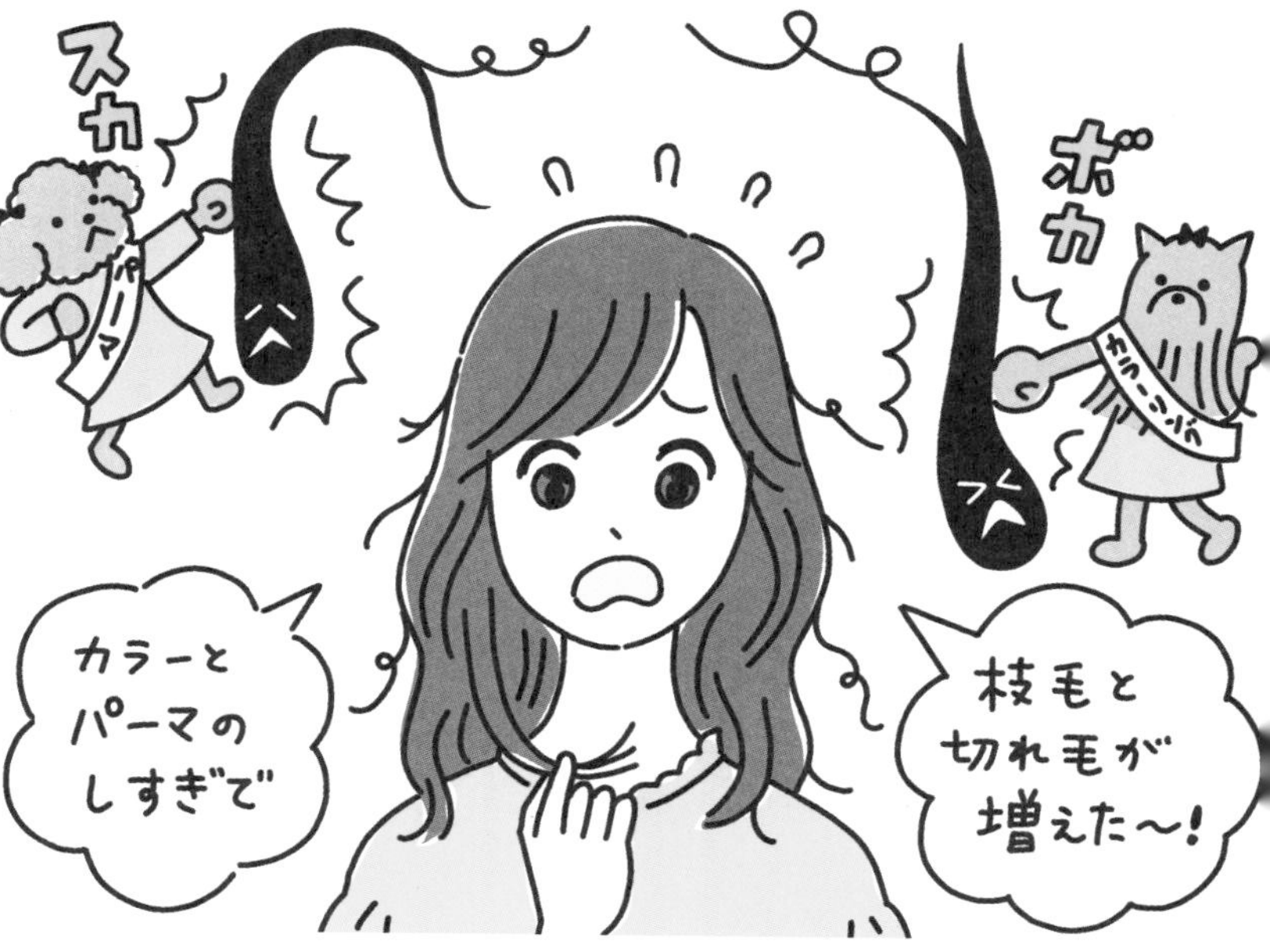
スカ
パーマ
ボカ
カラーリング
カラーとパーマのしすぎで
枝毛と切れ毛が増えた〜!

図5-1　**pHと髪の関係**

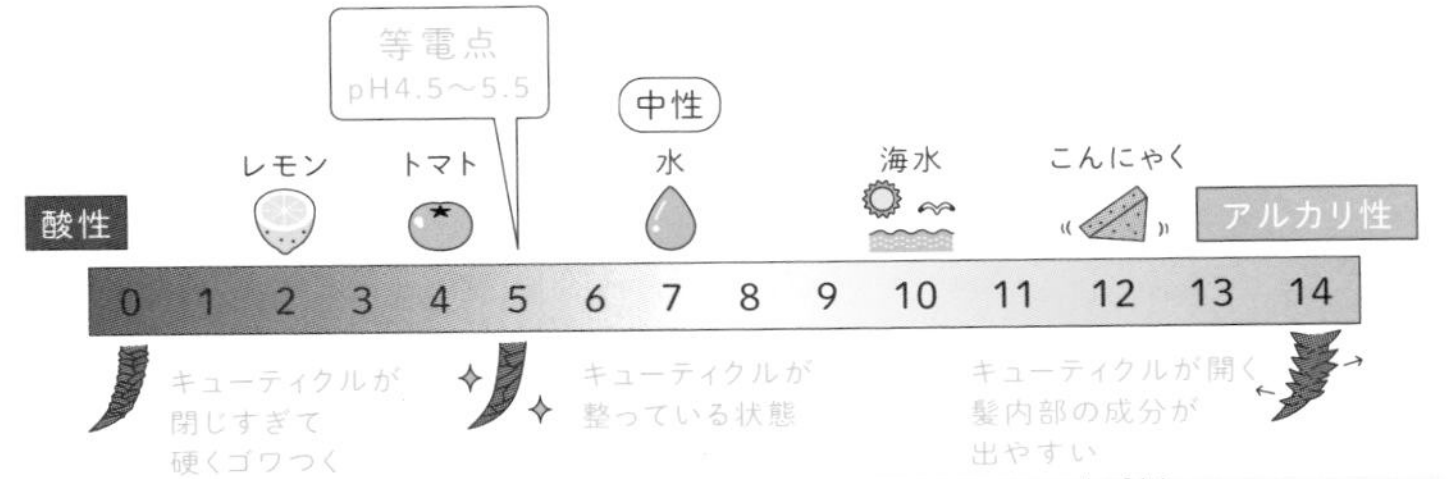

等電点よりpH値が低くなると、キューティクルが閉じられます。これを収斂《しゅうれん》といい、ギュッと閉じられることから髪が硬いテクスチャーになり、手触りが悪くなります。逆にpH値が高くなれば、キューティクルが開き水分などを吸収しやすい状態になるため（膨潤《ぼうじゅん》）、髪を補修してくれる成分やヘアカラー剤の染料などを浸透させやすくなります。しかし開いたままにしておくと、髪の内部へ浸透した成分は抜けやすくなります。

髪の理想的なpHとは？「等電点《とうでんてん》」を理解しよう

髪の健康には、pHがかかわります。pHとは、水素イオン濃度を数値化したものです。数値の範囲で、酸性、中性、アルカリ性と分けられています。髪は、弱酸性であるpH4・1〜5・5が理想的とされています。これを、髪の「等電点」とよびます。

髪のpHが等電点から遠くなればなるほど、髪を構成しているタンパク質の結合が壊れ、強さを失います。とくにアルカリ性が強くなるとタンパク質そのものが分解され、髪のダメージが大きくなります（図5-1）。

図5-2 パーマ液による髪の損傷

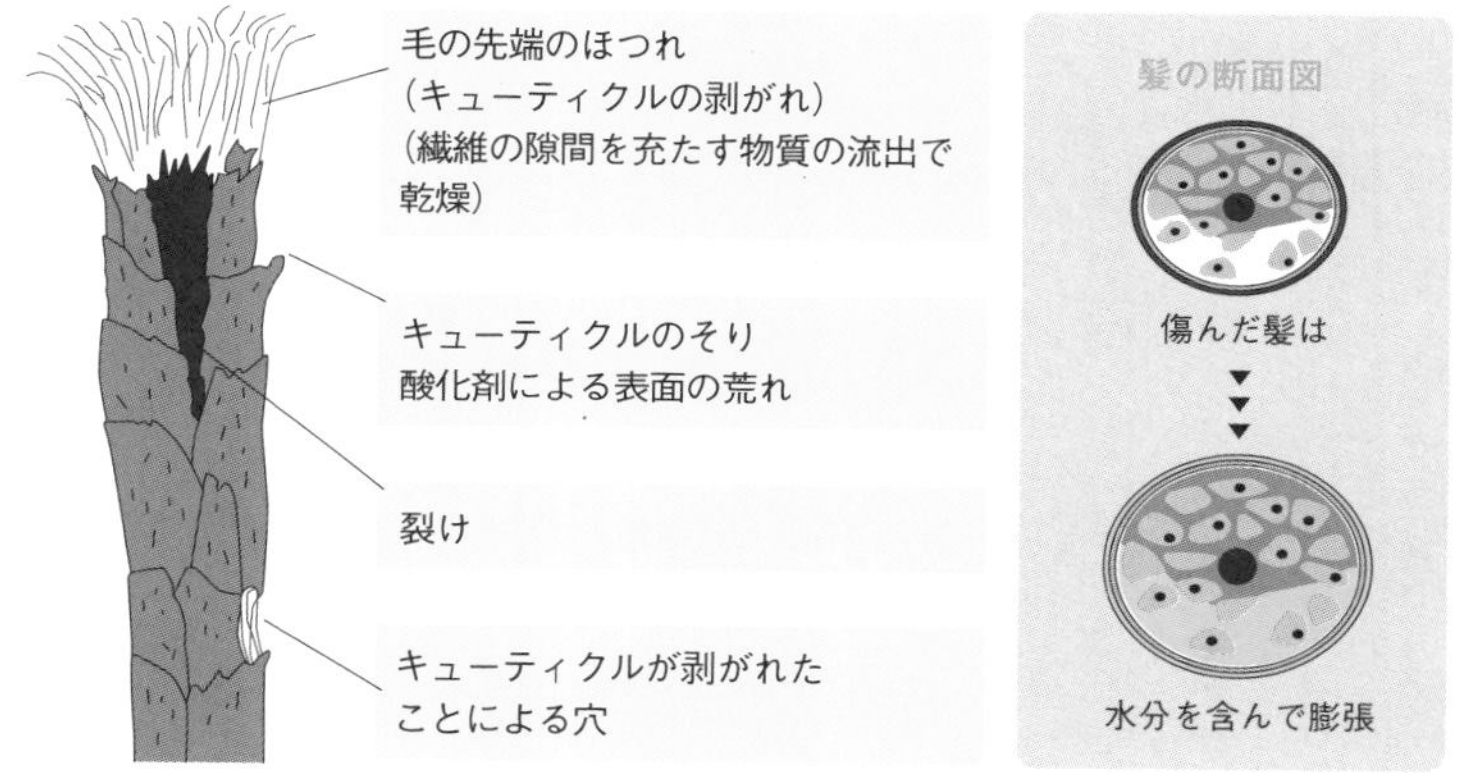

パーマやカラーで髪が切れやすくなるワケ

パーマ液の第一剤はアルカリ性の薬剤で、イオン結合を切って髪を膨潤させ、第二剤ではpH値をもとに戻す処理が行われます。これまでも説明しているように、パーマ液で切ったシスチン結合はすべて再結合されるわけではありません。そのため髪の強度や弾力性が低下して、髪が切れやすくなり傷みます（図5-2）。

ヘアカラー剤の多くも、アルカリ性です。ヘアカラーの染料を髪の内部へ浸透しやすくするため、アルカリ性の成分でキューティクルを開かせる必要があります。髪を染めたあとは、除毛剤や日常のヘアケアによって、弱酸性の等電点へ戻ります。その過程で、開いたキューティクルは再び閉じていきますが、この間はキューティクルが開いているため、痛みやすい状態が続きます。また、ヘアカラー剤には髪の色素であるメラニンを脱色するために、酸化剤である過酸化水素も配合されています。これがケラチンタンパク質を酸化させ、システチン結合を切断します。キューティクルが開いているうえ、髪の構成成分であるタンパク質の繊維が切れやすい状態になります。これがパーマやカラーによるダメージの原因です。

ダメージを少なくするためには

パーマやヘアカラーは確実に髪にダメージを与え、体と違って修復されることはありませんが、日々のケアによって補うことは十分可能です。ヘアサロンで行われる施術は、薬剤と同時にトリートメント剤を入れるなど、技術は日々、向上しています。サロンでは専門家が髪の状態をチェックして薬液を選んでくれるので安心ですが、自分でできることに施術の間隔を空ける、トリートメントなどで補修するなどの毎日のセルフケアがあります。これ以上施術すると髪が修復不可能になるなどのみきわめは、プロである美容師の判断に従いましょう。

ホームケア用のヘアカラー剤も販売されていますが、アレルギー反応を起こすことがあるため気を付けましょう。それを防ぐためには、アレルギー反応が起こらないかどうか、薬剤を肌に一定時間つけて自分で調べるパッチテストを行います。また、市販のヘアカラー剤には染毛時間などの注意がありますが、それをしっかり守ることも必須です。

Point

ヘアカラーはヘアダメージ以外にも、頭皮や首、顔などの皮膚に炎症（アレルギー反応）が出る場合もあります。「薬品」を使う施術だということを、十分理解することが大切です。

(chapter 2)

シャンプー・トリートメント

Q 06

シャンプーの成分は？

汚れを落とし、頭皮を清潔に整えるために必要なシャンプー剤。洗浄力の強さや目指す仕上がりによって、さまざまな成分が配合されていますが、どれも基本的に界面活性剤が使われます。

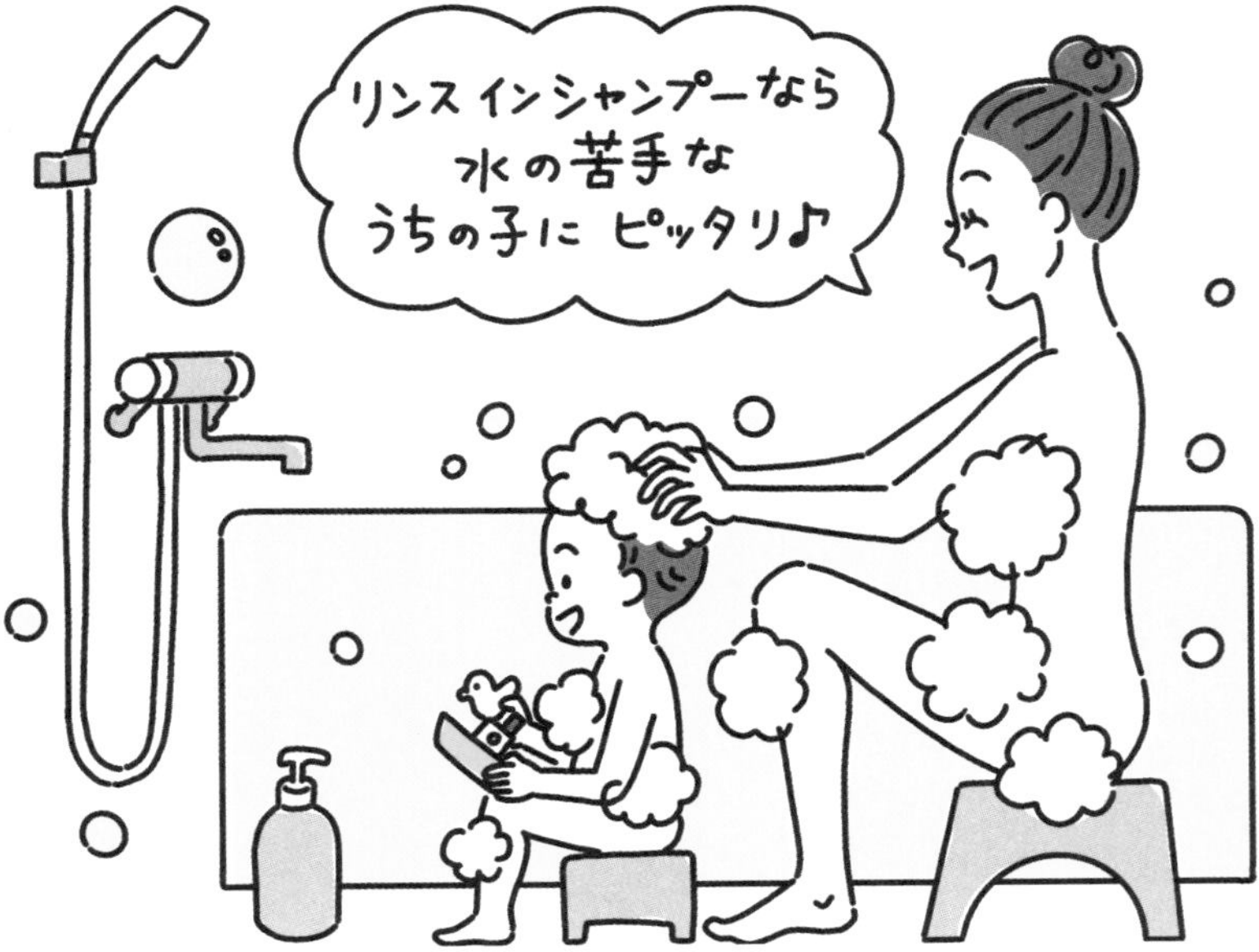
リンスインシャンプーなら
水の苦手な
うちの子に ピッタリ♪

図6-1　界面活性剤が汚れを浮かすしくみ

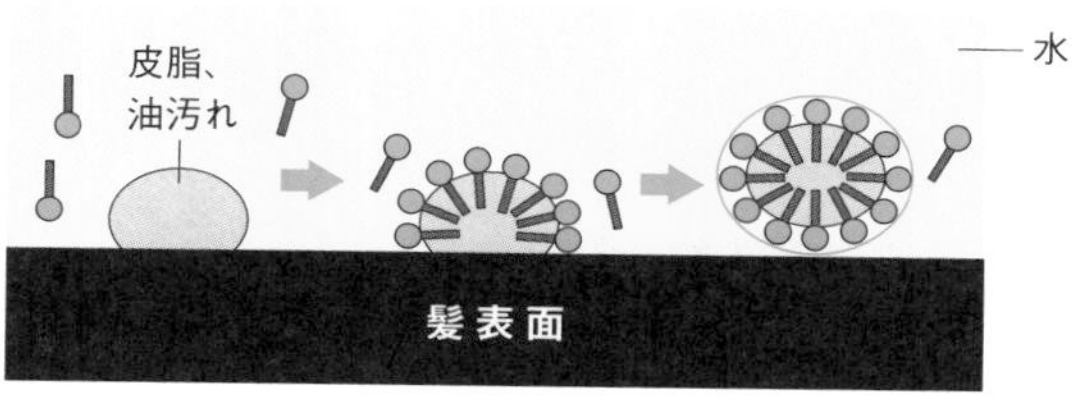

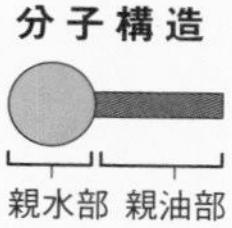

界面活性剤は、親水部と親油部の２つの性質をもつ部分からなる分子です。水中で親油部分の棒が油汚れに差し込まれ、髪をこすることで油汚れが髪の表面に浮き上がります。油の回りが親水部分で覆われることで水中へと移動しやすくなり、髪から油汚れが取れます。

シャンプーにもリンスにも界面活性剤が不可欠

界面活性剤とは、水と油を混ぜ合わせ（乳化）、浮かせる成分の総称です。頭皮と髪の汚れは、お湯だけでも8割ほど落ちますが、油性の汚れ（皮脂やスタイリング剤など）はシャンプーに含まれる界面活性剤の力がないと落としきれません（図6-1）。油で汚れた皿を台所洗剤で洗うことを想像してみてください。

最近では「界面活性剤不使用」と謳われたシャンプー剤がありますが、それは「化学合成された」界面活性剤を使用していないという意味であり、「天然（植物由来など）」界面活性剤を使用していることがほとんどです。

〈シャンプーによく使われる界面活性剤〉

●陰イオン界面活性剤

・高級アルコール系〔例：ラウレス硫酸塩（ES、AES）やラウリル硫酸塩（AS）など〕は、特徴として洗浄力や泡立ちが他の界面活性剤より優れているが、頭皮や髪に対する刺激も強くなる。パーム油などが原料。

・アミノ酸系〔例：*N*‐アシルグルタミン酸塩など〕は、アミノ酸を原料にした成分で、洗浄力と泡立ちもあり、刺激性も低い傾向にある。

●両性イオン界面活性剤

・ベタイン系などは、ベビー用シャンプーをはじめとする洗浄力の弱い敏感肌用・低刺激性を特徴とする製品、高級シャンプーに使われる傾向にある。

シャンプーには界面活性剤のほか、精製水と洗浄成分、PPT（ポリペプチド）、pH調整剤、キレート剤、防腐剤、香料などが含まれます。

ＰＰＴとはタンパク質を分解したアミノ酸成分で、髪の補修効果があります。pH調整剤は肌や髪と同じ弱酸性に調整するための成分で、クエン酸が主成分です。キレート剤は、水に含まれるカルシウム、マグネシウムなどの金属イオンによる洗浄力の低下を抑えるために配合され、エチレンジアミン四酢酸（ＥＤＴＡ）が代表的です。

防腐剤は、微生物や細菌の繁殖による品質の劣化のリスクを防ぐために配合され、パラオキシ安息香酸エステル（パラベン）が有名です。

そのほか、フケやかゆみを防止する成分（ジンクピリチオン）や清涼感のある成分（メントール）、脱毛防止や育毛を期待した成分（ビタミンやホルモン）が配合されているものもあります。

「リンスインシャンプー」とは？

リンスとシャンプーが一度にできる「リンスインシャンプー」は１９８０年代後半に、「朝シャン」が流行し、忙しい朝に時間を短縮したいニーズを受けて登場しました。

シャンプーは、陰イオン界面活性剤が髪や頭皮の汚れを取り込み、水ですすいで汚れを落とすしくみです。リンスは、陽イオン界面活性剤をキューティクルに吸着させ、髪の表面に皮膜を形成して髪を保護し柔軟にするしくみです。ということは、シャンプー剤とリンス剤を混ぜれば陽イオンと陰イオンが引き合い、それぞれの機能を失うはずです。仮に、手元にあるシャンプーとリンスを混ぜても、リンスインシャンプーにはなりません。では、リンスインシャンプーはどうなっているのでしょうか?

カギは、リンスに含まれる分子を高分子にしていることです。分子を大きくすることで、通常のリンスよりも水に溶けにくくなり、先にシャンプー成分が水に溶けて髪に作用するようになっています。浸透の時間差でそのあとにリンスが水に溶け、髪をコーティングします。シャンプー→リンスの順番で、洗髪できたことになるというわけです。

Point

シャンプーに必要な機能は、脂汚れを洗い流す洗浄力、髪の摩擦を防ぐなめらかさ、汚れを浮かせたあとのすすぎ落としやすさなど。界面活性剤は、それらを実現してくれる、機能性の高い成分だといえます。

Q 07

トリートメントやヘアパックの成分は？

配合成分を髪の内側に浸透させ、潤いを与えるトリートメントやヘアパック。どのような成分が、どういった目的で使われているのかをチェックして、理解を深めていきましょう。

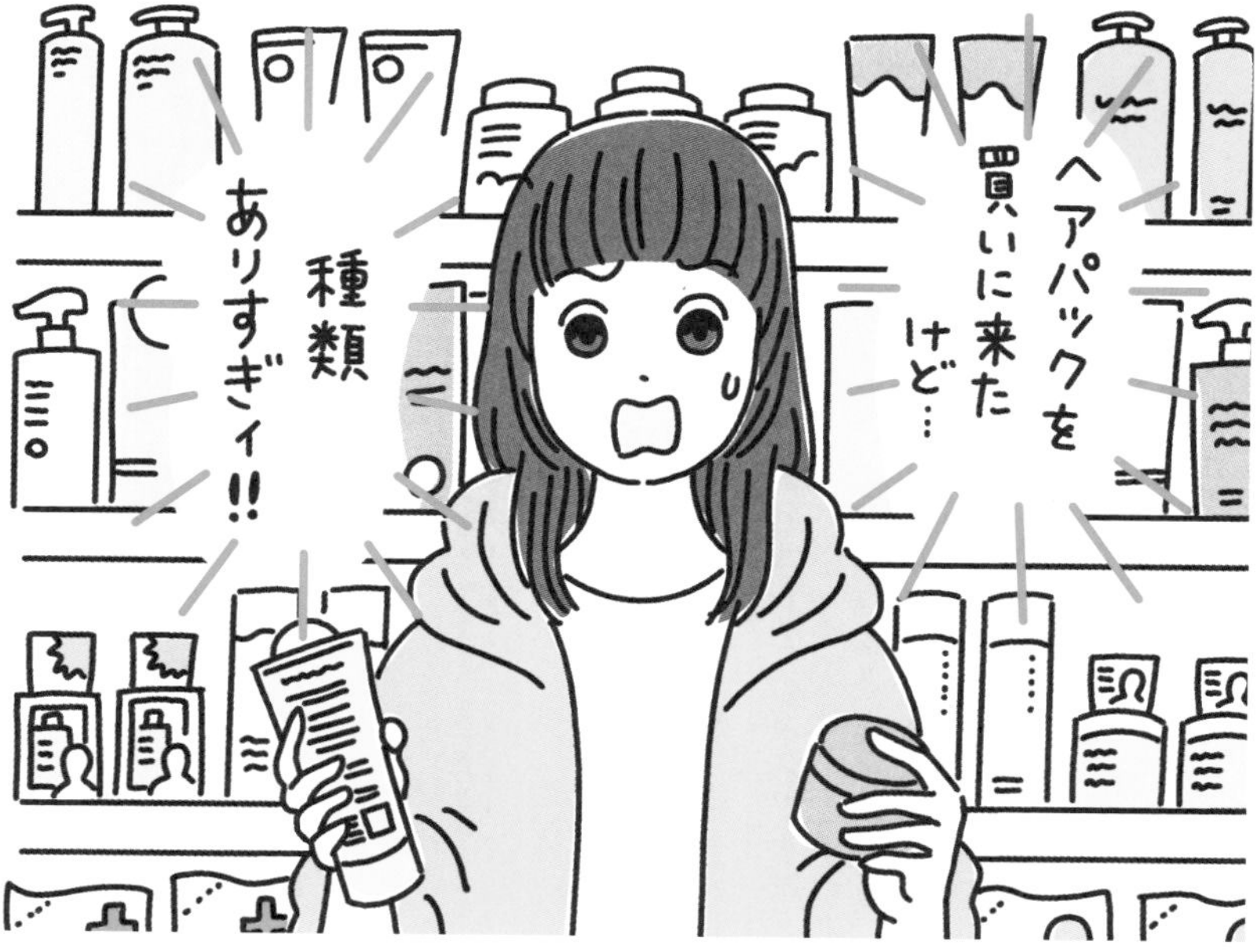
ヘアパックを買いに来たけど…
種類ありすぎィ!!

図7-1　**トリートメントの成分**

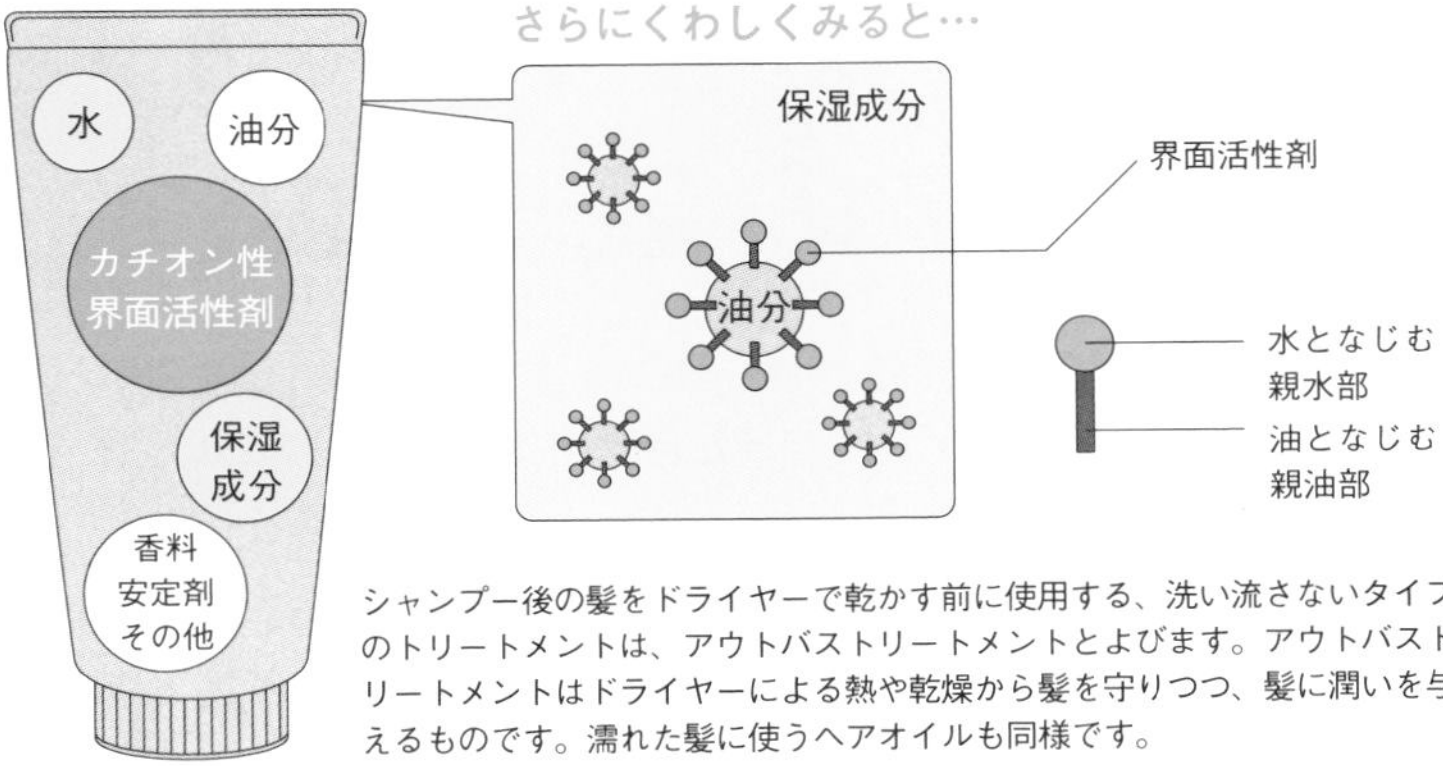

シャンプー後の髪をドライヤーで乾かす前に使用する、洗い流さないタイプのトリートメントは、アウトバストリートメントとよびます。アウトバストリートメントはドライヤーによる熱や乾燥から髪を守りつつ、髪に潤いを与えるものです。濡れた髪に使うヘアオイルも同様です。

トリートメントに配合されるおもな成分とは

トリートメントやヘアパック、ヘアマスク。役割はほぼ同じですが、メーカーによってはテクスチャーや配合成分の違いで、よび分けている場合があります。おもな成分は、髪の保湿効果を高めるセラミド、コラーゲンやビタミン、タンパク質を補修するためのアミノ酸、油分を与える植物オイル、表面をコーティングする界面活性剤やシリコーン（シリコンともよばれますが正確にはシリコンは元素ケイ素のこと）などです。（図7-1）

洗髪後にトリートメントで髪の内側に潤いを与え、洗い流したあと、リンスによって表面をコーティングする使い方が一般的です。

「髪の芯まで浸透」って本当？

トリートメントやヘアパックは、保湿成分や油性成分などを髪の内側へ浸透させるヘアケアです（図7-2）。ただし巷でたびたび登場する「髪の芯まで浸透」という表現は、いささか過剰表現といえるでしょう。髪の内部のコルテックス全体に浸透させるのは難しく、確実に浸透するのはキューティクルまでです。

図7-2　トリートメントが髪に作用するしくみ

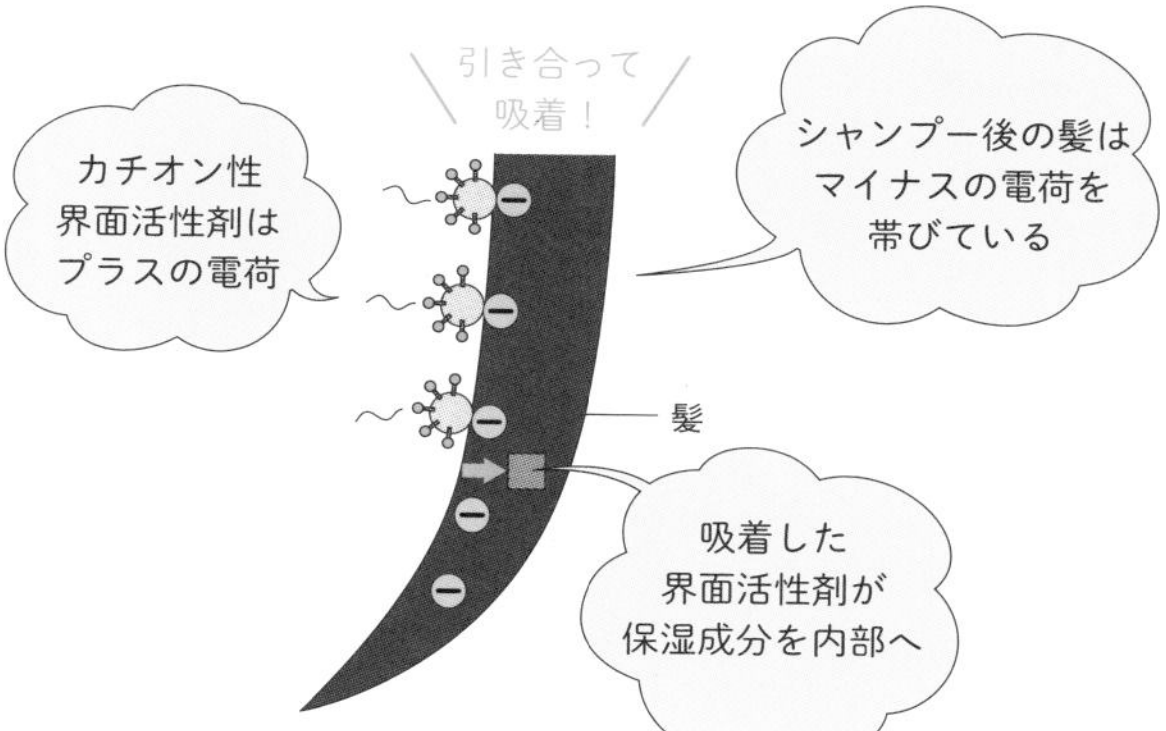
引き合って吸着！
カチオン性界面活性剤はプラスの電荷
シャンプー後の髪はマイナスの電荷を帯びている
髪
吸着した界面活性剤が保湿成分を内部へ

「化粧品等の適正広告ガイドライン」（日本化粧品工業連合会）によると、ヘアケア商品の説明には、「浸透する部位が〝毛髪〟の範囲内であることを明記すること。また、浸透して損傷部分が回復する等の化粧品の効能効果の範囲を逸脱する表現は行わない」というルールが

設けられています。

「キューティクルまで浸透」「髪の内側まで浸透」「髪の内部まで浸透」という表現は可能ですが、「髪の芯まで浸透」は過剰表現となるため、ヘアケア製品の説明に使うことはできません。

シリコーンは排除すべき成分なのか？

シャンプーの成分としてよく耳にするシリコーンとは、シリコーン樹脂のことです。髪の表面をコーティングすることで髪にツヤやサラサラとした手触り、ハリやコシを与えるために加えられています。

メリットは、髪の表面をコーティングすることできしみを抑え、摩擦を防ぎダメージを予防し、ボリュームやツヤを与えてくれること。デメリットは髪の表面をふさぐため、ヘアケア成分や栄養素が浸透しづらくなること。頭皮に付着すると、毛穴がつまりやすくなることも。しかしシリコーン成分が配合されたすべてのヘアケア製品にデメリットがあるというわけではありません（表7-1）。最近では、髪や頭皮へのダメージを小さく抑えつつ、保湿するなどの特徴をもった「水溶性シリコーン」などの成分も登場しています。

美しい髪を保つための、必須ケアといえる

ホームケアでは髪へ栄養を与える目的のほか、濡れた状態での摩擦を予防するのに使う裏技もあります。リバースケアといって、シャンプー前にトリートメントを軽く塗布すると、洗髪時の摩擦防止になります（頭皮にはつけず、毛先中心につけましょう）。

表7-1　シリコーンのメリット・デメリット

メリット	デメリット
キューティクルの剥がれをおさえる	髪の表面をコーティングするため、ヘアケア成分が浸透しにくい場合がある
指通りが良くなり、摩擦を軽減する	頭皮につくと、毛穴が詰まりやすくなる場合がある
ドライヤーの熱ダメージから髪を保護する	パーマやカラーがかかりにくくなる場合がある
しっとりまとまりやすくなる	仕上がりが軽いほうが好みの人にとっては、やや重く感じられる

Point

トリートメントは髪の内部まで修復することはできないが、キューティクルを整え、髪のからまりや乾燥を防ぐ役割があります。サロン等ではキューティクルをリペアさせるトリートメントなどもあります。

Q 08

「毎日シャンプー」はダメって本当?

頭皮を清潔に保つため、シャンプー（洗髪）はヘアケアの基本です。
しかし、どれくらいの頻度でシャンプーするのが正解なのか?
それはたびたび、論議が湧き上がる問題です。

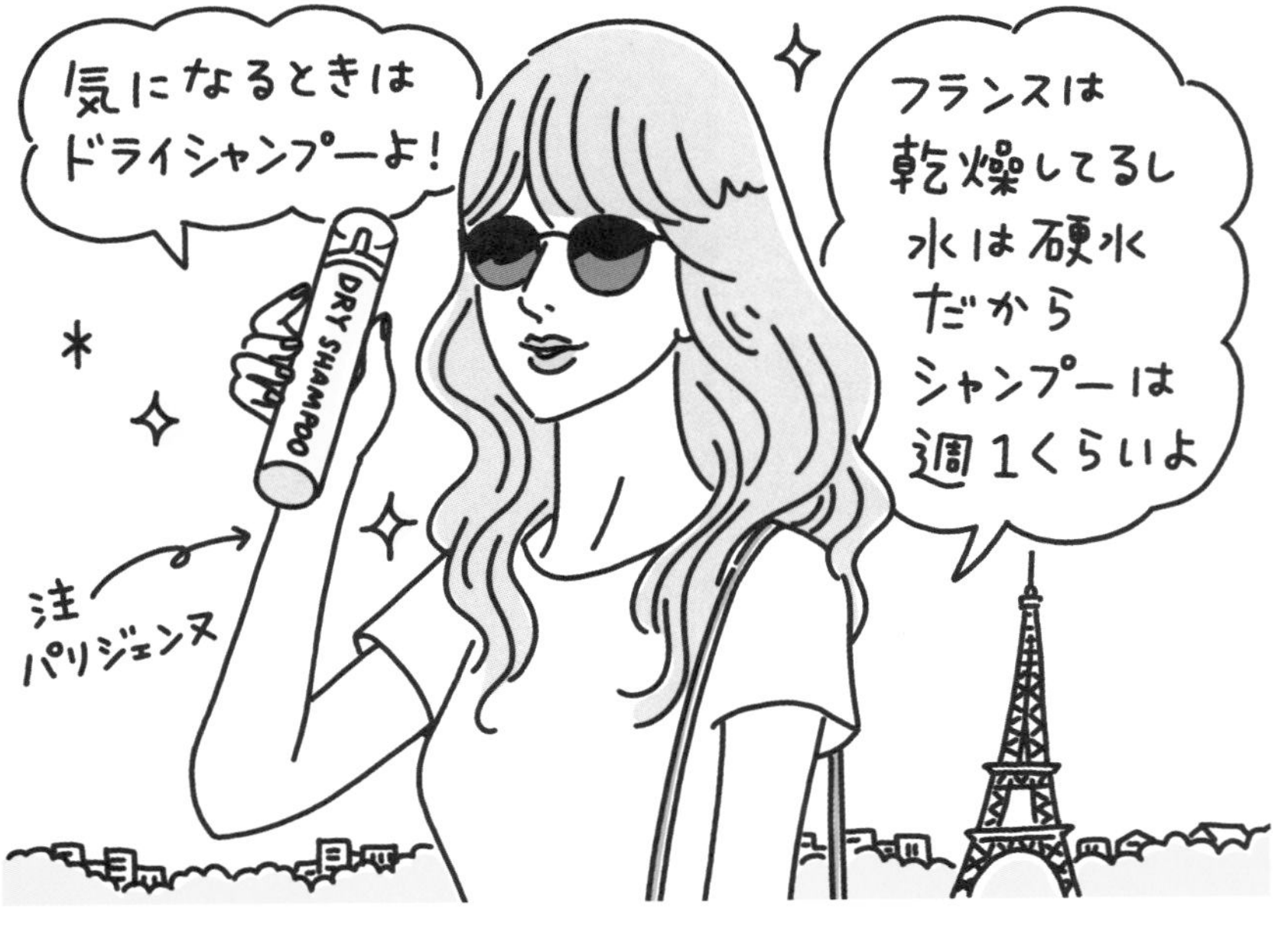

気になるときはドライシャンプーよ！
DRY SHAMPOO
注 パリジェンヌ
フランスは乾燥してるし水は硬水だからシャンプーは週1くらいよ

「毎日シャンプー」その割合と歴史

日本人の場合、ある調査によると「毎日1回シャンプーで洗う」という人は約75%でした（アデランス、https://www.aderans.co.jp/newsrelease/detail/20230711130404.html より）。男女で比較すると、毎日洗う人は女性がわずかに多いという結果もあります。日本人の国民性は衛生意識が高いのが特徴で、それがヘアケアに反映されているものと考えられます。高温多湿な日本の気候も影響しているのでしょう。

一方、ヨーロッパでは「毎日シャンプー」派は約20%程度。その背景には、中世に「入浴が体に悪い」と考えられていたことの名残や、乾燥した気候で髪がべたつきにくいことも、理由のひとつだと考えられます。

毎日シャンプーと数日おきのシャンプー、どちらがいい？

毎日シャンプーを使って洗髪すると、汚れは落ちるものの髪が傷みます。キューティクルは濡れた状態では摩擦によるダメージを受けるため、髪をこすり合わせてごしごし洗うのは禁物です。頭皮が脂性傾向の人や、スタイリングにヘアワックスやオイルをたくさん使う人は、毎日シャンプーしたほうがよいと思われますが、そうでない人は数日おきでも十分です。とくに洗浄力の強いシャンプーで毎日洗うと、頭皮の皮脂が取れすぎて、乾燥を招きフケの原因となることもあります。

お湯だけで洗髪する「湯シャン」はどうでしょうか。皮脂汚れなどは38℃以上のお湯で流れ落ちるので、お湯だけでも80％の汚れは落ちると考えられます。シャンプーの成分に敏感な人や、髪が細い人などは「湯シャン」も取り入れ、シャンプーの頻度を減らしてみるのもいいでしょう。ただし、スタイリング剤などは完全に落とせず、頭皮環境が悪化する原因ともなるため、様子をみながら適度にシャンプーを取り入れることは重要です（図8-1）。

シャンプーで髪が傷むしくみ

髪の表面を覆うキューティクルは、濡れると開き乾くと閉じます。そのため、シャンプー

図8-1 **正しいシャンプーの方法**

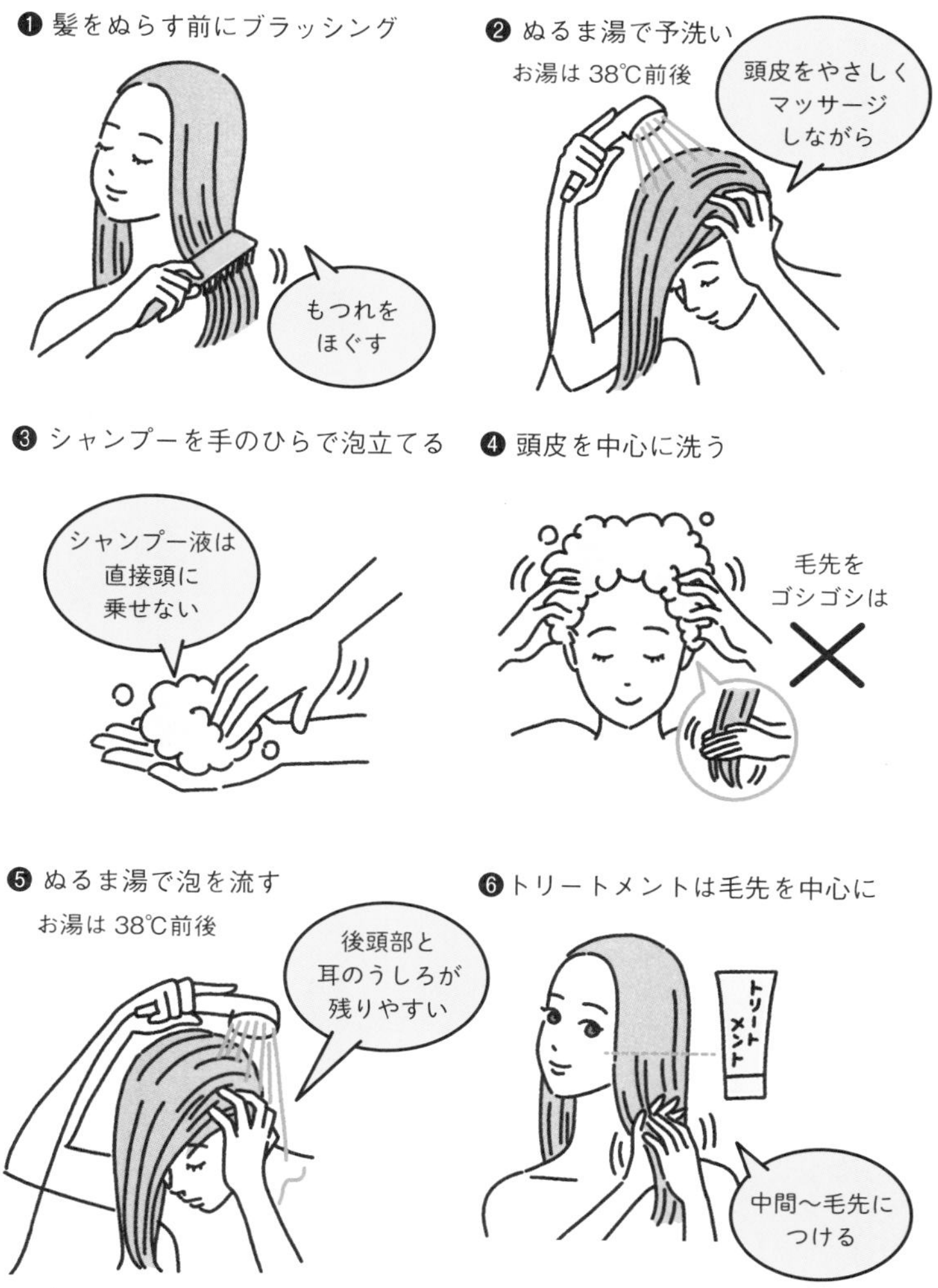
❶ 髪をぬらす前にブラッシング
もつれをほぐす
❷ ぬるま湯で予洗い
お湯は 38℃前後
頭皮をやさしくマッサージしながら
❸ シャンプーを手のひらで泡立てる
シャンプー液は直接頭に乗せない
❹ 頭皮を中心に洗う
毛先をゴシゴシは
❺ ぬるま湯で泡を流す
お湯は 38℃前後
後頭部と耳のうしろが残りやすい
❻トリートメントは毛先を中心に
トリートメント
中間～毛先につける

でも湯シャンでも、毛先をゴシゴシこすり合わせるとキューティクルが損傷します。シャンプーする際は頭皮を指の腹でこすり、髪の汚れはそこから泡が下へ流れていく過程で十分落ちるので、こすり合わせる必要はありません。また、シャンプーの原液を頭皮に直接つけてからこするのも、摩擦の原因になりがちです。手のひらである程度泡立ててから、頭皮につけるのが理想的です。パーマやカラーリングの直後など、髪がダメージを受けているときは、シャンプー前にトリートメントやオイルを毛先に少量つけ、摩擦を軽減させる工夫もあります。

濡れた状態での摩擦は洗髪時だけでなく、タオルドライのタイミングでも要注意です。髪をタオルでごしごしこすり合わせるのは厳禁。髪をタオルではさみ、水気を吸収させるのが正解です。水分を吸収する性能が高い、髪専用のタオルなども摩擦予防に有効です。髪を乾かさずに寝てしまうのもＮＧです。キューティクルが開いたまま、枕と頭で髪が摩擦され、ダメージを受けます。それから頭皮の保護には皮膚にすむ常在菌も大切です。代表的な常在菌である表皮ブドウ球菌は、皮脂を分解して（エサにして）酸をつくり、皮膚表面を弱酸性に保っています。そのため、弱アルカリ性を好む黄色ブドウ球菌などの増殖が抑えられ、肌を守ることができます。肌がしっとりつやつやしていたら、この表皮ブドウ球菌が元気な証拠です。過剰な洗髪は、かえって皮膚常在菌バリア機能を低下させてしまうことがあるので要注意です。

「毎日洗わないといけない」というのは、単なる思い込みにすぎませんが、頭を含め全身を清潔に保つことは、健康にとって重要です。しかし過剰な洗浄は髪にも頭皮にもダメージを与えるため、頻度のみきわめも重要です。皮脂の量（ベタつき加減）や、スタイリング剤の有無、髪の傷み具合などを考慮したうえで、シャンプーの頻度を調節していきましょう。

Point

髪を洗うことは、清潔を保つために重要です。しかしその頻度や方法は、その人の体質や気候などによって異なります。「これでなければいけない」ではなく、そのときどきの様子で調節しましょう。

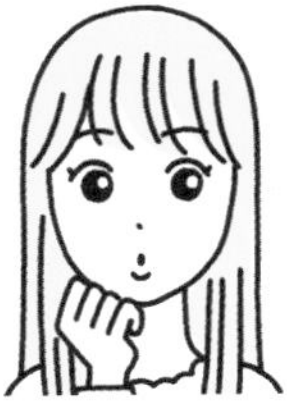

もっと知りたい！ヘアケアの歴史

日本のシャンプーの歴史をみてみると、平安時代は1年に1回程度、江戸時代から1950年代あたりまでは、月に1～2回程度です。1960年代あたりからは週に1回程度になり、1980年代から週2～3回、毎日シャンプーが主流になってきたのは1990年代からです。これは、内風呂の普及と液体シャンプーの登場によるものです。洗髪の頻度が上がる前までは、髪をくしやブラシでとかすことで汚れを落としていました。

海外の場合は中世ヨーロッパで、キリスト教の普及とともに入浴という習慣がなくなったという経緯があります。当時のキリスト教では、裸で浴槽につかることは肉欲にもつながるという理由で否定的だったのです。さらに医学的にも、肌から水の悪い成分が体内に入りこむと信じられていました。

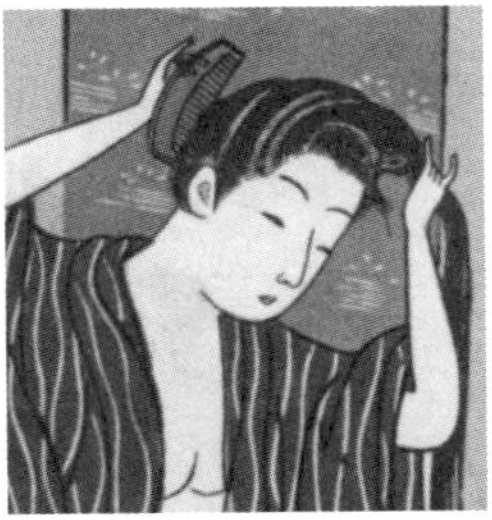

Q 09

頭皮マッサージやブラッシングにはどんな効果がある？

「髪のもつれをほどく」以外のブラッシングや頭皮マッサージの必要性は？ 「ブラッシングするほど髪が長くない」「薄毛や頭皮のコリとはいまのところ無縁」。そう思う人も、知っておくべき効果とは。

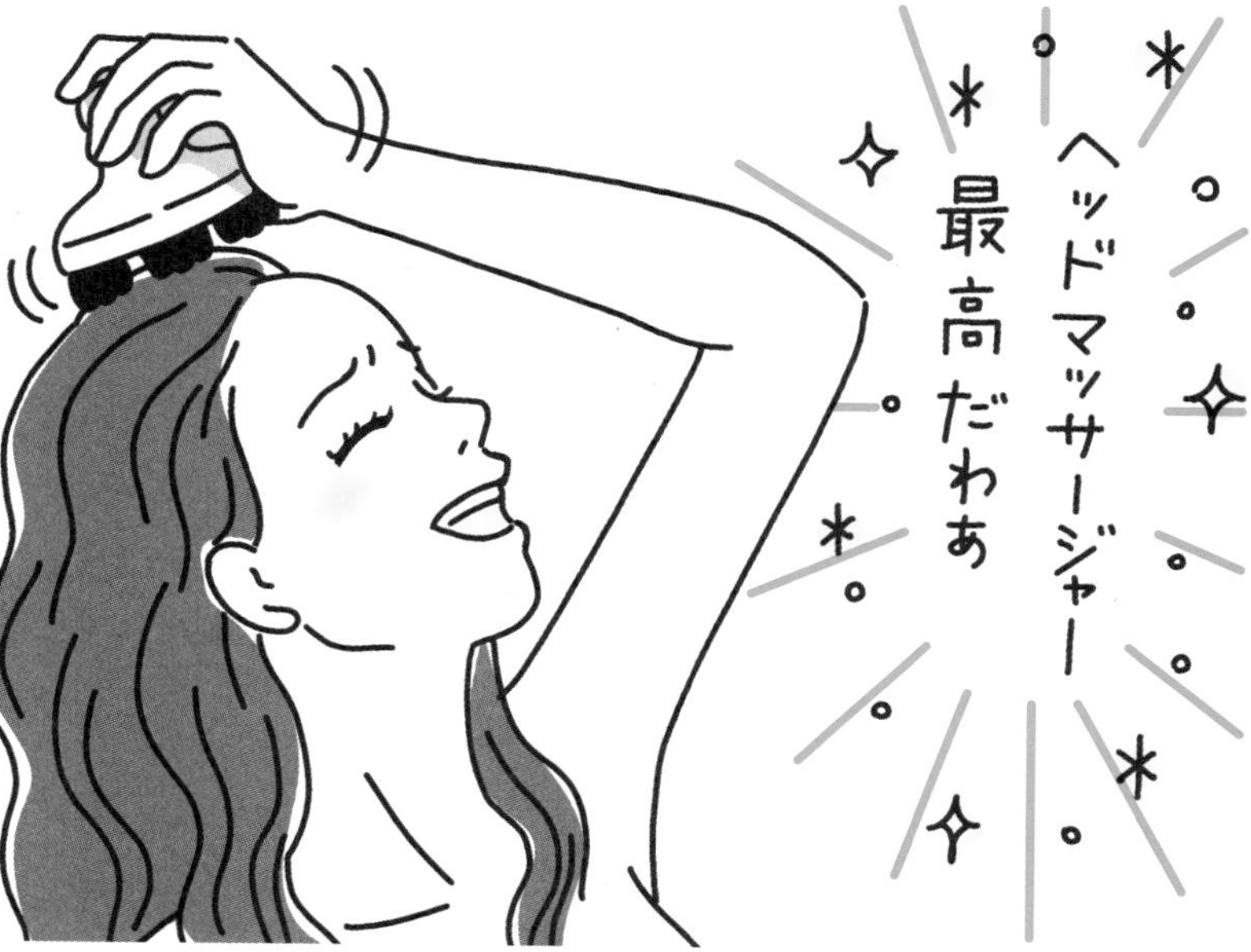

図9-1　**血行と髪の関係**

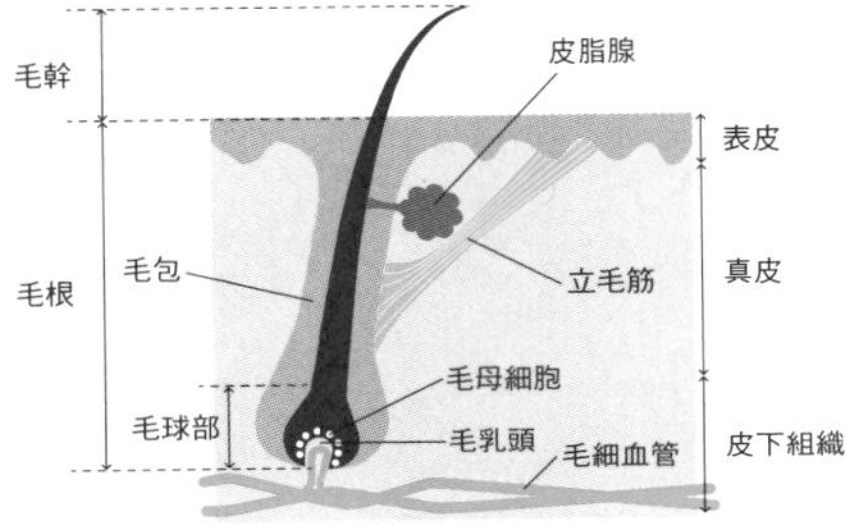

頭皮マッサージは、1回行うだけでも血行が良くなり、頭皮が柔らかくなって、毛が立ち上がりやすくなります。ただし、血行の良さも頭皮の柔らかさも一時的なもの。時間が経てば、もとの状態に戻ります。マッサージの効果を持続させるためには、頭皮マッサージを長期間繰り返し行うことが必要です。

頭皮マッサージの効果は？

髪をつくる毛根の細胞に十分な栄養や酸素を送り込むためには、頭皮の血行が重要です（図9-1）。ところが睡眠不足やさまざまなダメージによって血行不良になることも。そこで役立つのがブラッシングやマッサージャー、もしくは指による刺激です。

固くなった頭皮をほぐして血行が改善されれば、髪をつくる細胞に必要な栄養分や酸素などが十分に送り込まれ、髪にコシやツヤが生まれます。髪が根元から立ち上がりやすくなり、ボリュームが出るケースも。ただし薄毛はホルモン分泌がかかわるため、ブラッシングでの改善

図9-2　頭皮マッサージの方法

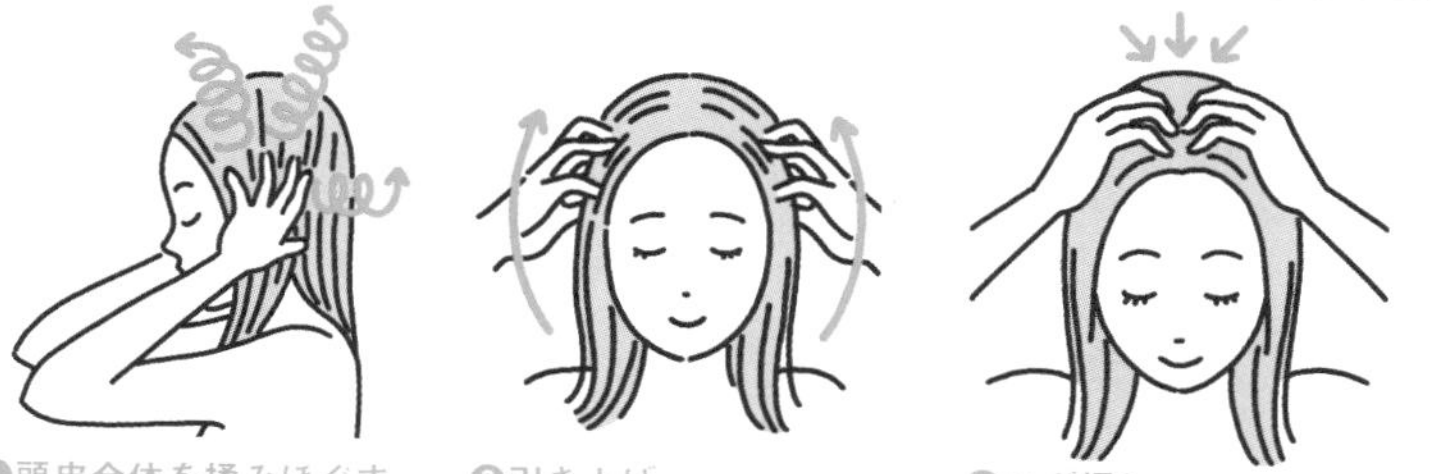

❶頭皮全体を揉みほぐす
頭皮を両手で包み込むように触って、前後左右に動かす。

❷引き上げ
真ん中3本の両手指先で頭皮こめかみから頭頂部に向けて下から上に指を移動させる。

❸ツボ押し
両手指先で、頭中央の気持ちいいと感じる部位を3秒ずつ押しては離すを繰り返す。

頭皮マッサージは、洗髪時にシャンプーをすすぐ前に行うと、頭皮を傷めずにしっかりとこすることができます。

はあまり期待できません（詳しくは98、122頁へ）。

効果的な頭皮マッサージの方法は？

頭皮マッサージは「こする、押す、もむ」を組み合わせると効果的です。具体的には図（図9-2）のように指先を使って「頭皮全体をもみほぐす」「頭皮を下から上にもち上げる」「気持ちいいと感じるツボを押す」方法。両手の手のひらを使って「頭をはさんで頭皮を動かす」などの方法があります。頭皮は顔、首、肩の皮膚ともつながっているので、頭皮マッサージに加えて、顔や首、肩のマッサージも行うとなお良しです。

炭酸の入ったヘアケア（シャンプーやシャ

ワーなど）も効果的です。炭酸とは二酸化炭素（CO_2）が水に溶けたもの。炭酸は分子量が非常に小さく、皮膚から浸透すると毛細血管にまで入り込みます。すると血管が広がり、血流が促されます。二酸化酸素が気泡化するときに、汚れを効果的に浮かび上がらせてくれるので、頭皮の環境がより良くなるメリットも期待できます。

短髪でもブラッシングはするべき？　ブラシの種類は？

ブラッシングは髪のもつれをほどくだけでなく、ブラシを頭皮に当てながら動かすことで、頭皮の血行を促します。また、シャンプー前のブラッシングを行えば、毛穴の皮脂汚れや頭皮の不要な角質を浮かせ、洗い流しやすくなります。ブラッシングしてからたっぷりのお湯で頭皮と髪の汚れを洗い流し、それからシャンプーを使うことで泡立ちが良くなるというメリットも。そうした効果的なヘアケアを積み重ねた結果、新たに生えてくる髪の状態が良くなることも期待できます。つまり、短髪でもブラッシングには効果があるといえます。

ただし、なにごともやり過ぎは禁物。過度にブラッシングを行うと、摩擦によってキューティクルが傷つき剥がれ、枝毛や切れ毛の原因となったり、場合によっては地肌を傷つけたりしてしまうこともあります。ヘアケア、頭皮ケアを目的にする場合は、ブラシの土台がクッション状で、ピンの先端が丸くなっているパドルブラシが適しています。そのほか、乾いた髪に向いている獣毛のものや、ブローブラシ、濡れた髪専用のものなどが販売されています。

コンディショナーやヘアオイルの効果で指通りが良くなると、軽い手ぐしだけでも髪が整うようになり、ブラッシングの必要性を感じない人も多いかもしれません。しかしこのように、汚れを取り除き、それにともなう効果的なシャンプー、マッサージによる血行促進など、ブラッシングのメリットはたくさんあります。

Point

ブラッシングは髪のもつれを解消するだけでなく、効果的に汚れを取り除くためにも便利なツールです。頭皮マッサージはコリをほぐすと同時に、髪質の改善に役立ちます。

(chapter 3)

髪の生理学

Q 10

髪が伸びる速さとサイクルは?

髪はどれくらいのペースで伸びる?　寿命は?　それらを知ると、抜け毛への不安が和らいだり、髪をカットするタイミングがつかみやすくなるなど、適切なケアが実践できるでしょう。

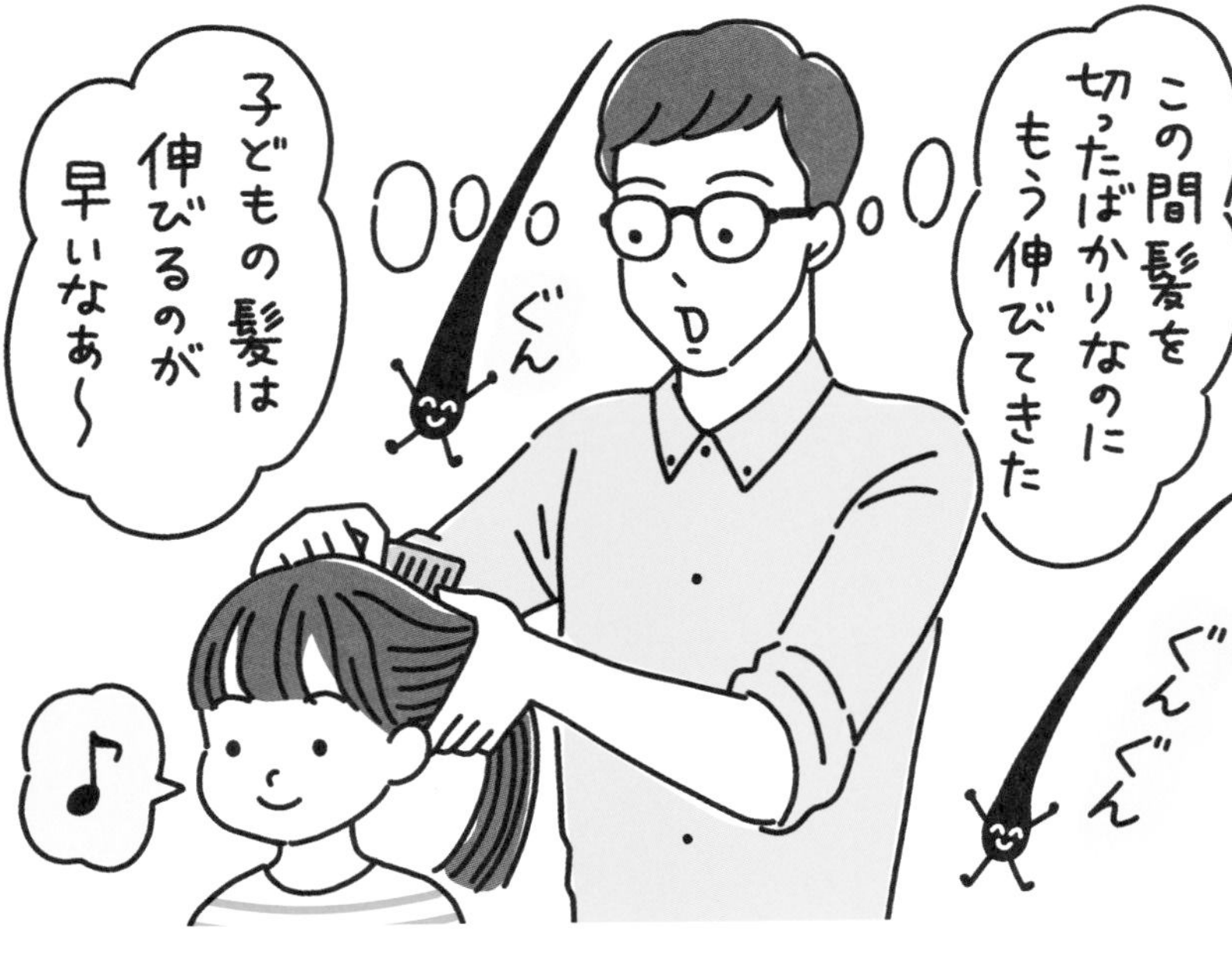
この間髪を切ったばかりなのにもう伸びてきた
子どもの髪は伸びるのが早いなあ〜
ぐん
ぐんぐん
♪

図10-1　**皮膚の構造と髪**

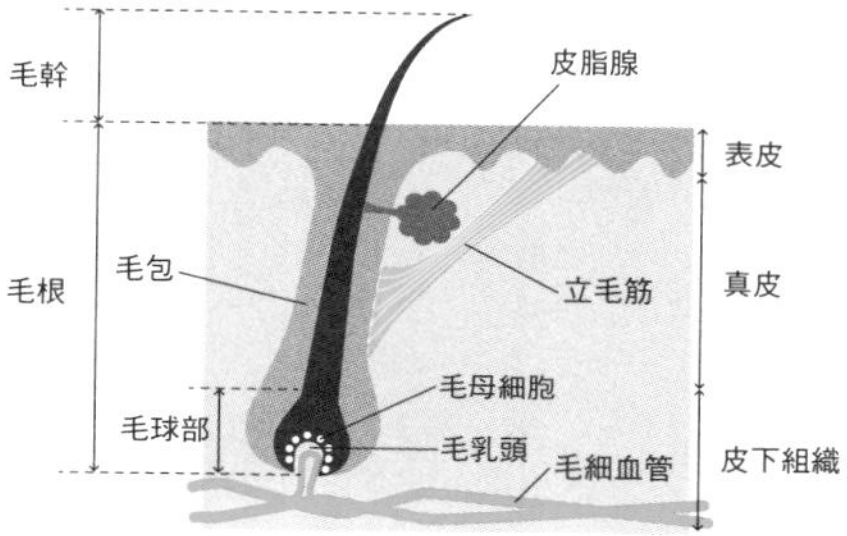

髪が伸びるのは、絶え間なく細胞分裂が起こっている証

髪は毛根を包んでいる皮膚組織である毛包（図10-1）の毛球部でつくられます。毛球部の底には毛乳頭があり、血液中から酸素や髪の原料となるアミノ酸やビタミン、ミネラルなどの栄養分を受け取り、毛母細胞へ送ります。次に、毛母細胞は分裂を繰り返し、数を増やし、細胞内部にケラチンやメラニン色素をため込んだあと、死んで（角化して）、上へ押し上げられます。これが髪になり、伸びていきます。

私たちの体は、約37兆個の細胞で構成されています。成人以降も一部（神経細胞や骨格筋細胞など）を除き、毎日入れ替わっていきます。肌のターンオーバーと同様、爪の根元や腸粘膜など、体中で細胞が新たにつくられ続け、細胞はリニューアルされます。それは髪の根元も同様です。

髪は1日に約0・3㎜ずつ伸びているといわれています。1週間で約2㎜、1カ月で約8㎜、1年間で約11㎝伸びる計算になります。ただし髪にも寿命があり、男性で3～5年、女性で4～6年程度で抜け落ちます。男女で差があるのは、女性ホルモンが髪の成長を促しているからです。

体毛の伸びる速度と寿命

体毛の伸びる速さは場所によって異なります。1日で眉毛と鼻毛は0・15㎜、髭《ひげ》は約0・38㎜、腋毛は約0・3㎜、陰毛は約0・2㎜伸びるといわれています。

1本の髪が成長しはじめてから、抜け落ちるまでの過程を「毛周期《もうしゅうき》」といいます（図10-2）。髪は、毛母細胞が盛んに分裂する「成長期」と、成長が止まり髪が抜け落ちていく「退行期」、そして髪が抜け落ちて次の成長期がはじまるまでの「休止期」という3段階を繰り返します。髪がずっと伸び続けることはありません。一定の時間が経つと、自然に抜け落ちます。抜け落ちたところから、また新しい髪が生えてきます。

図10-2 **毛周期**

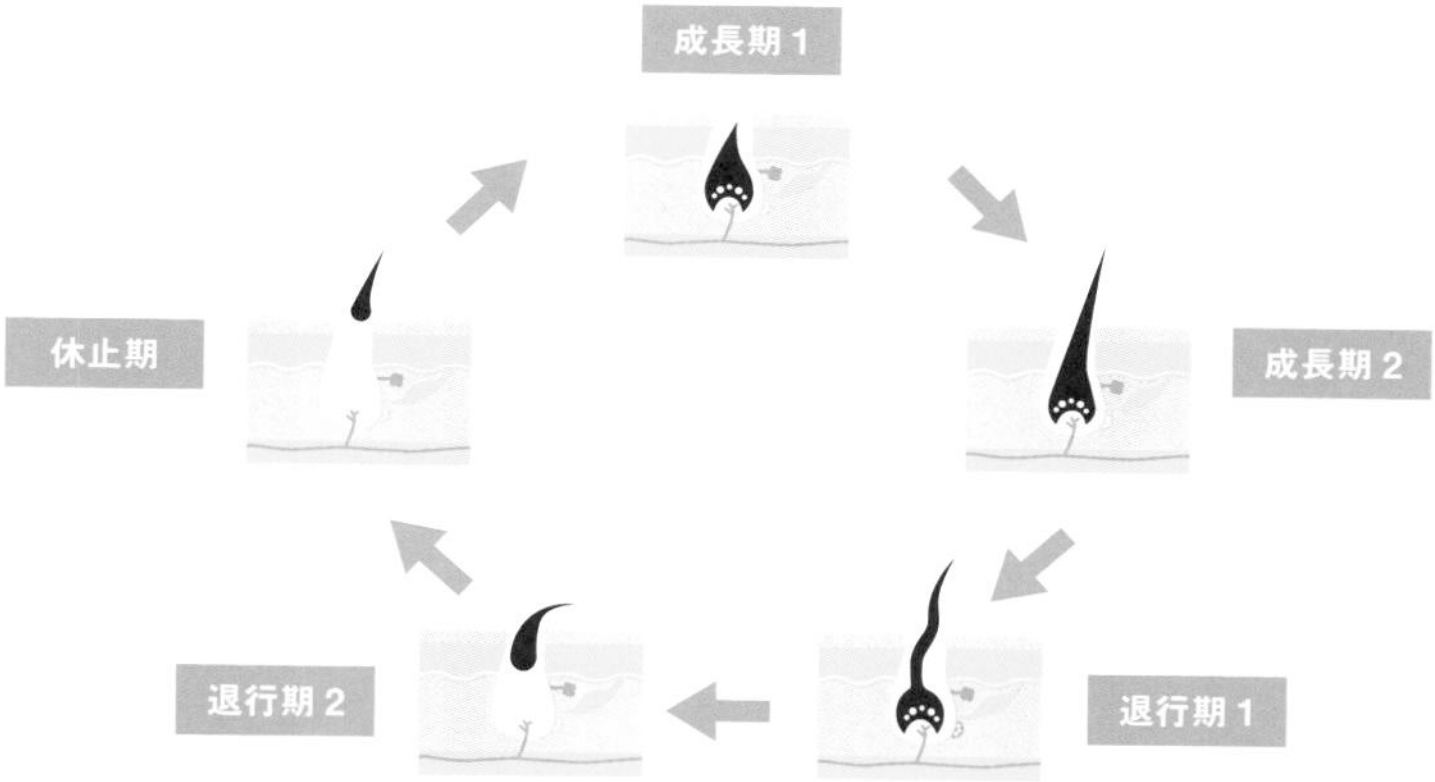

毛周期が短い毛は、長くなる前に抜け落ちてしまいます。髪の寿命が3〜6年、髭《ひげ》の寿命は2〜3年、陰毛の寿命は1〜2年と長いのに対し、脇毛は4カ月、眉毛や鼻毛の寿命はわずか2〜3カ月と短いのが特徴です。また個人差はあるものの、ホルモンの変化や加齢によって毛周期は長くなります（年をとったら鼻毛や耳毛が伸びるようになった、という体毛の成長異常も、よくある現象です）。

髪は毎日、どれくらい抜けている？

日本人の場合、成人の髪の平均本数は約10万本。10万本のうち、古い髪から抜けていきます。髪の寿命が5年の人を例に計算してみましょう。

この人の場合、５年間ですべて抜け代わることになるので、１０万本÷５年÷３６５日となり、理論上、脱毛数は１日に約55本となります。ただし、この抜け毛の数は栄養状態、健康状態、年齢などにも大きく左右されます。１日の脱毛数が50～１００本以内であれば、正常範囲といわれています。抜け毛を気にしていると、その量の多さに心配になる人も多いようですが、実は思っている以上にたくさんの髪が抜けているものです。抜けたあとには、また新しい髪が生えてきます。

Point

「髪が早く伸びる」と思われている人は、頭皮の血行が良く髪への栄養が行き届いているといえます（ただし正常なサイクルを速めることは難しい）。逆に遅いと感じるならば、切れ毛や抜け毛を疑ってみても。

Q 11

何が髪質を決めるの？

人の髪にはいろいろな髪質があり、直毛の人もいれば、くせ毛の人もいます。太さも人それぞれで、髪の太さが一定の人もいれば、周期的に変わる人も。このような多様な髪質があるのはなぜでしょう。

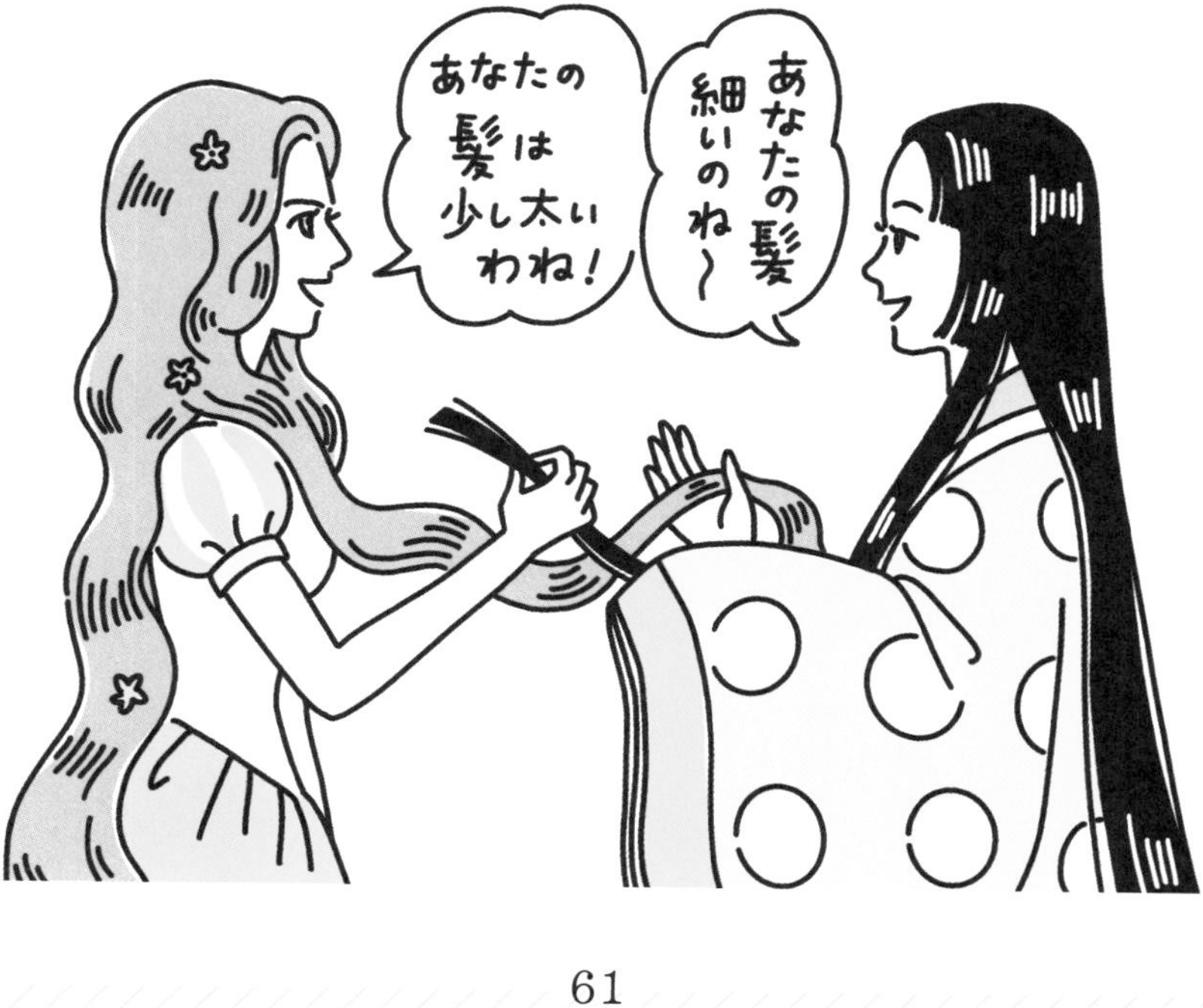

あなたの髪細いのね〜
あなたの髪は少し太いわね！

図11-1　**太い髪と細い髪**

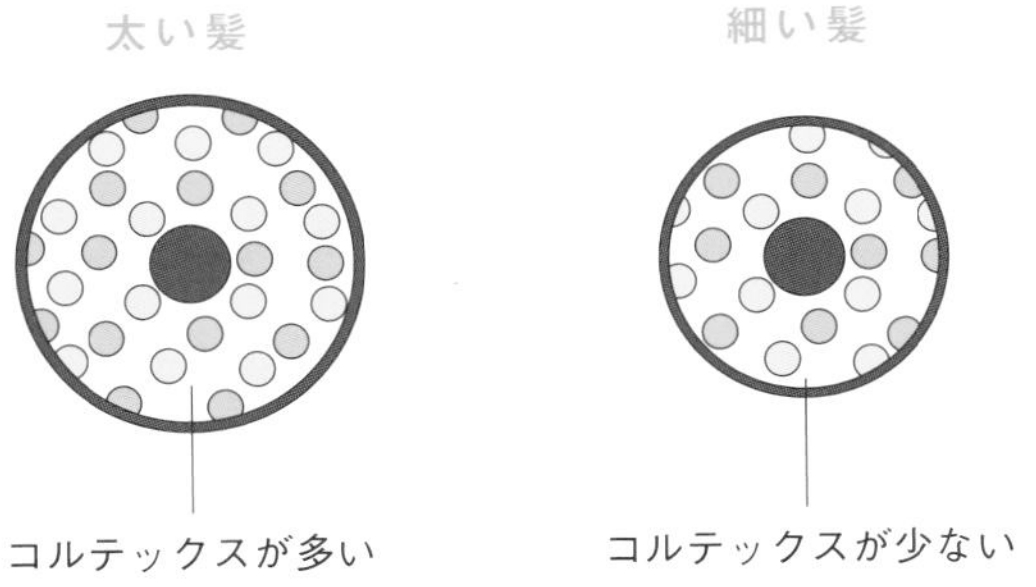

髪の太さはコルテックスで決まる

キューティクルのうろこ状の構造の枚数が多く、密に並んでいると硬い髪に、コルテックスの量が多いと太い髪になります。さらにコルテックスの部分が分厚く、ケラチン繊維も多いと、太くじょうぶな髪になります（図11-1）。

この違いは人種間にもあらわれ、東アジア人の髪の太さは平均0・08㎜程度、アメリカ人やドイツ人が0・05㎜、メキシコ人やフィリピン人が0・07㎜です。これは東アジア人が北方で淘汰された結果、太く中心に空洞のある保温性の高い髪質の人が生き残った可能性が考えられています。*

＊髪の内部に空洞があると断熱材のように保温性が高まることから、寒冷気候では生存に有利となるため。

図11-2 毛根の形と髪の断面

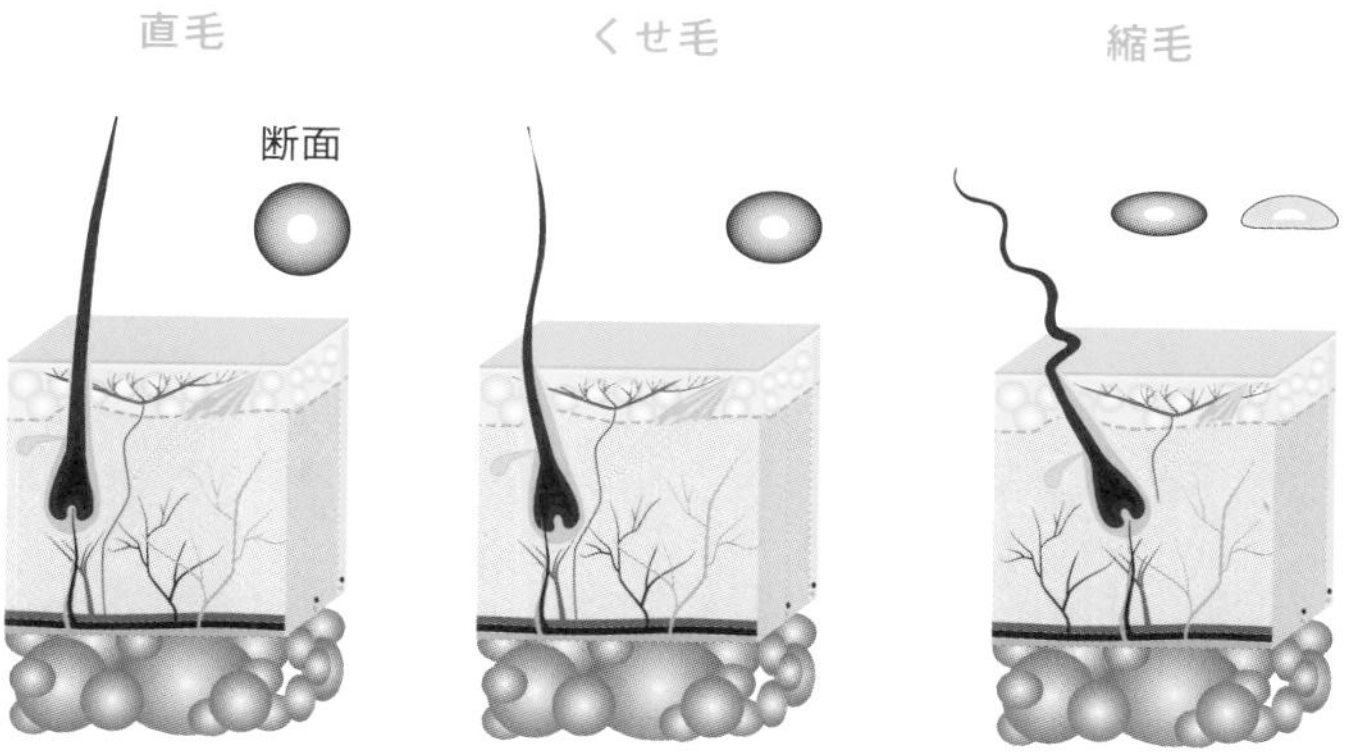

直毛かくせ毛かは、毛根の形+αで決まる

直毛かくせ毛か？ 髪の形には、複数の要素がかかわります。まずは毛根の形（図11-2）。直毛は根毛が皮膚の面に対して垂直なので、髪がまっすぐ生えてきます。髪の断面は、ほぼ円形で左右対称です。一方、くせ毛は毛根が皮膚の面に対して傾いていて、さらに湾曲し、髪の断面は楕円形です。

もうひとつ影響するのはコルテックスです。コルテックスは、コルテックス細胞が縦につながってできていますが、これらの細胞には吸水率の異なるオルトコルテックスとパラコルテックスの2種類があります。それぞれ細胞内部の

図11-3　**コルテックスの分布**

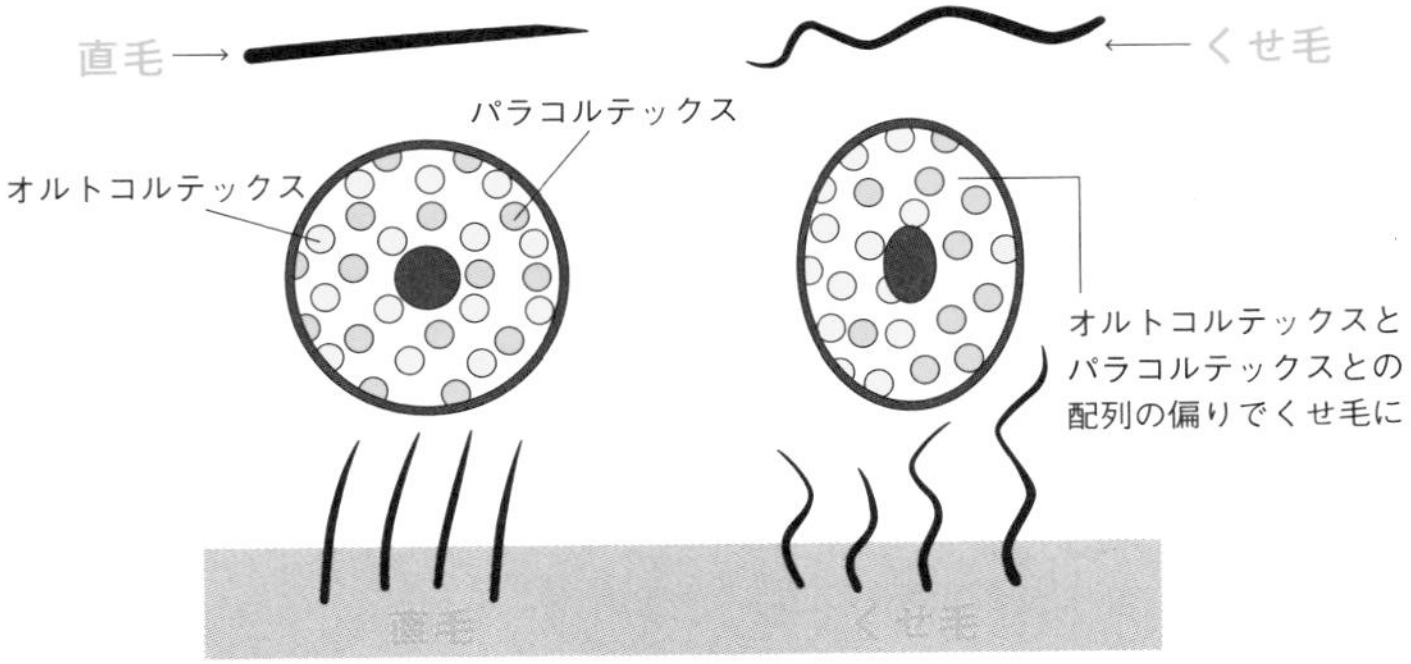

くせ毛のウェーブは、髪が水分を含んだときと乾燥したときで形状が変わりますが、これはオルトコルテックス細胞とパラコルテックス細胞の水分吸収が違うことで発生すると考えられます。

構造や組成、硬さも異なります。

髪の断面をみると直毛はオルトコルテックスとパラコルテックが均一に混ざり合っていますが、くせ毛の場合は偏っていて、ウェーブの外側にオルトコルテックス、内側にパラコルテックスが分布しています（図11-3）。すると片側にひだが寄り、くせ（ウェーブ）を生み出すのです。細胞の分布の偏りが大きいほど、くせが強く出ます。また毛根が垂直であっても、細胞分布が偏っていれば、髪は曲がります。生まれつきのアフロヘアなど強いくせ毛の場合は、毛根の形状も曲がっています。

髪質は遺伝するのか

髪の形状は、遺伝することが知られています。しかし、1つの遺伝子で決まるわけではなく、いろいろな遺伝子が関与することがわかっています。髪の色や加齢にともなう薄毛とともに、縮れ具合などの髪質にも、遺伝が影響しています。

日本人は直毛が多い民族であるものの個人差はあり、くせ毛と直毛が混ざった人も多いといわれています。また、生まれつきの髪質は、一生を通じて同じ状態を保つわけではありません。これはあと（91頁〜）で詳しく説明していきましょう。

「髪質改善」という施術とは？

美容業界では「髪質改善トリートメント」というメニューがありますが、これは本来の髪質を根本的に変えるものではなく、あくまでトリートメントの範疇《はんちゅう》である施術です。髪内部の栄養を補強し、くせなどを落ち着かせる程度に整えることができます。

髪質は、ホルモンバランスや加齢によっても変わりますが、基本的に人工的に変えることはできません。髪の形状を変えたい場合は、パーマなどの薬品を使った施術やホームケアの工夫で、目指す状態へ近づけていきましょう。

Point

髪の太さは髪表面のキューティクルと、内部の成分の質量の差。直毛かくせ毛かの形状は、毛根の形とコルテックス細胞の分布によって決まります。いずれも遺伝や人種差がかかわっています。

もっと知りたい！ヘアの科学

髪質は、人類がアフリカからアジアやヨーロッパに広がった進化の過程と関係があるという説もあり、人種の分布のヒントにもなる興味深いトピックスです。一般にアジア人の髪は断面が真円に近いので直毛が多く、欧米人の髪の断面は楕円形でくせ毛が多い傾向があります。

2016年には、ラテンアメリカ地域の6000人超の人びとのゲノム情報を用いて、髪やヒゲなどに関する遺伝子を探索する研究が行われました。その結果、髪やヒゲの質に18個の遺伝子が関与している可能性が高く、そのうち16個は新しくみつかったものでした。多くの遺伝子が関与する遺伝的性質の研究は難しく、髪質の遺伝についても全容はわかっていません。謎の解明は、これから先の研究が待たれます。

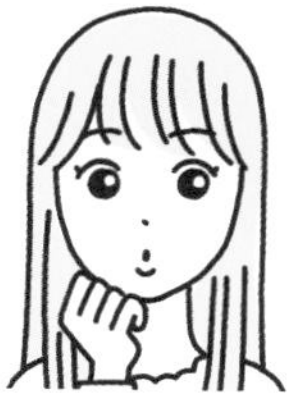

Q 12

髪の色はどのように決まる?

髪の色は、人によってさまざま。日本人は黒髪が多いなかに茶褐色もあり、海外ではブロンド、赤毛などさらに多様です。このような髪の色を決めているメラニン色素についてみていきましょう。

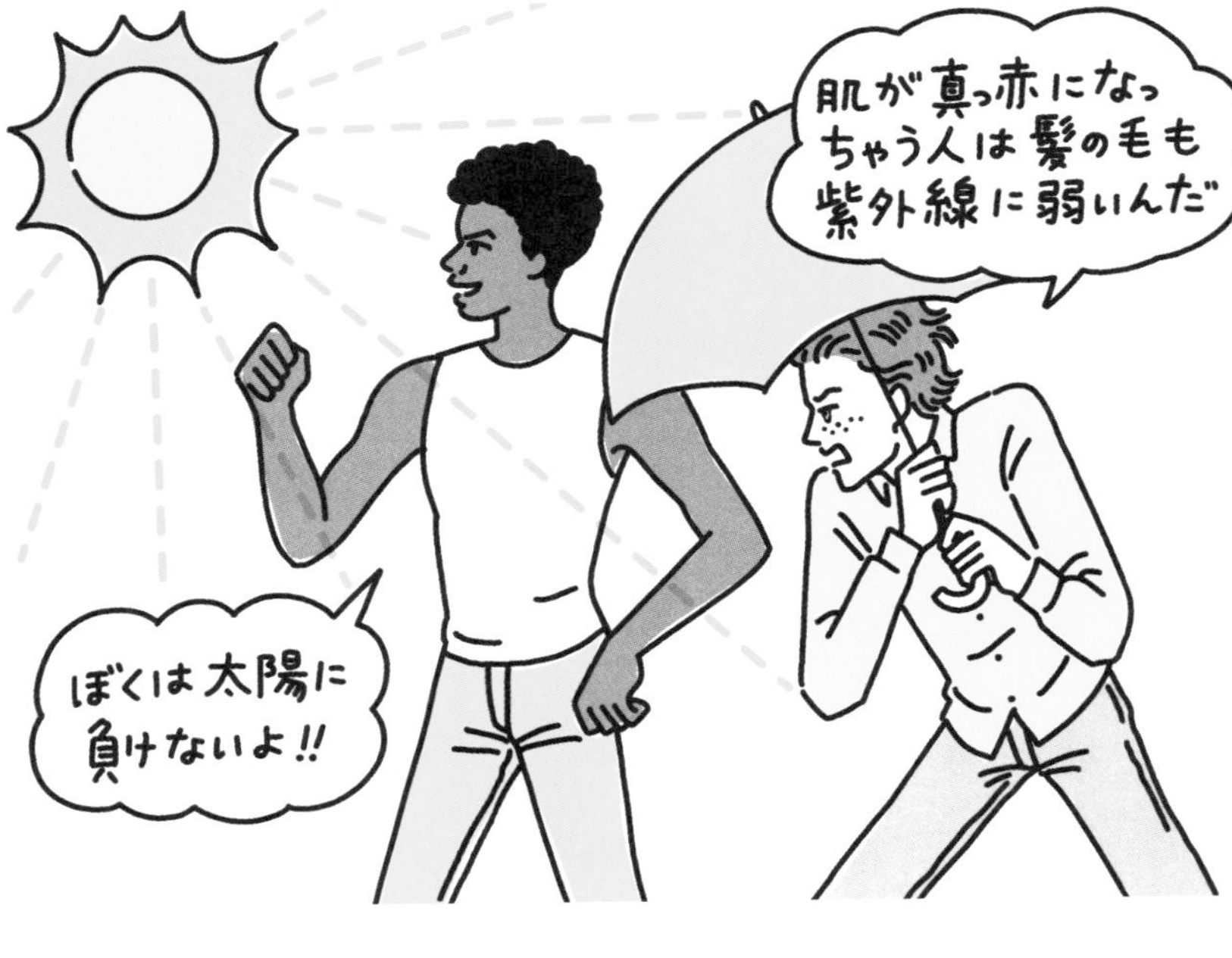
肌が真っ赤になっちゃう人は髪の毛も紫外線に弱いんだ
ぼくは太陽に負けないよ!!

図12-1　ユーメラニンとフェオメラニン

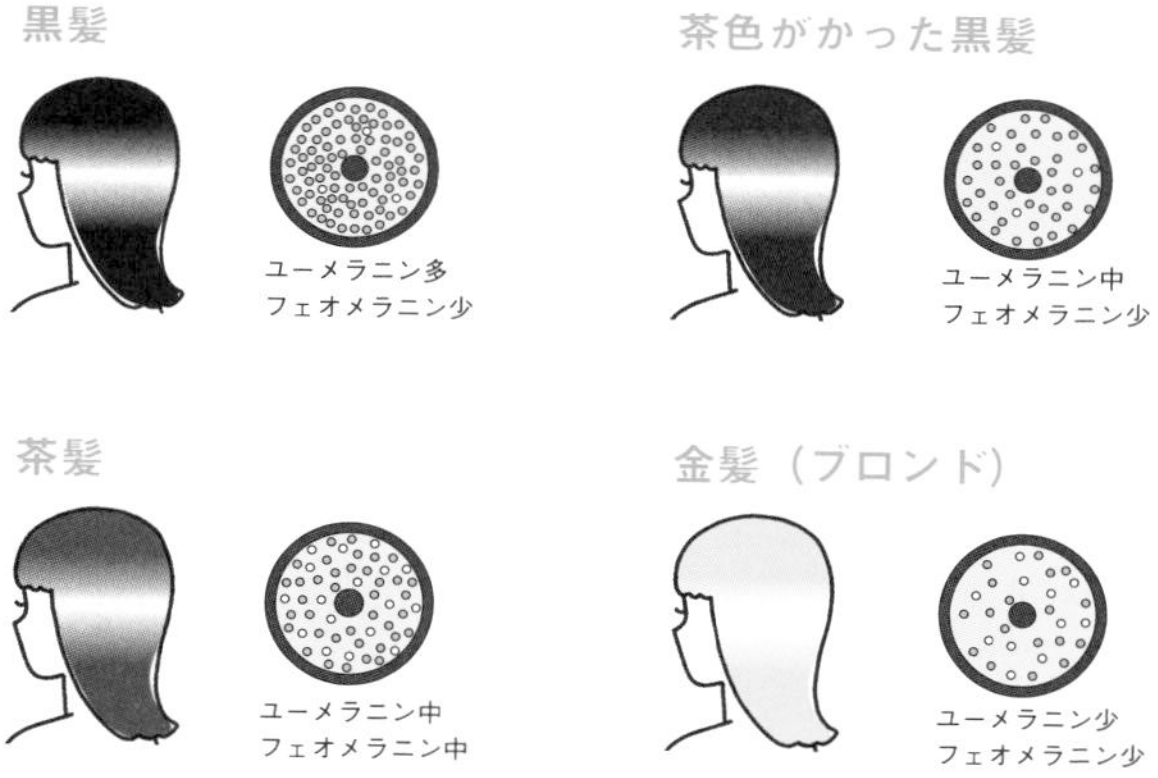

メラニン色素の種類によって髪の色が決まる

生まれつきの髪の色を決めるのは、おもにコルテックス内のメラニン色素の種類と量です。メラニン色素には黒褐色のユーメラニンと、黄赤褐色系のフェオメラニンの2種類があり、ユーメラニンの量が多いと黒髪、少ないとブロンドになります（図12-1）。2種類の色素の配合により、いろいろな色の髪が成り立っています。

いずれのメラニンもほとんど含まないのが、白髪です。メラニンの含有量は遺伝の影響が大きく、両親のもつ髪色の遺伝子によって決まります。

図12-2　**色素幹細胞とメラノサイト**

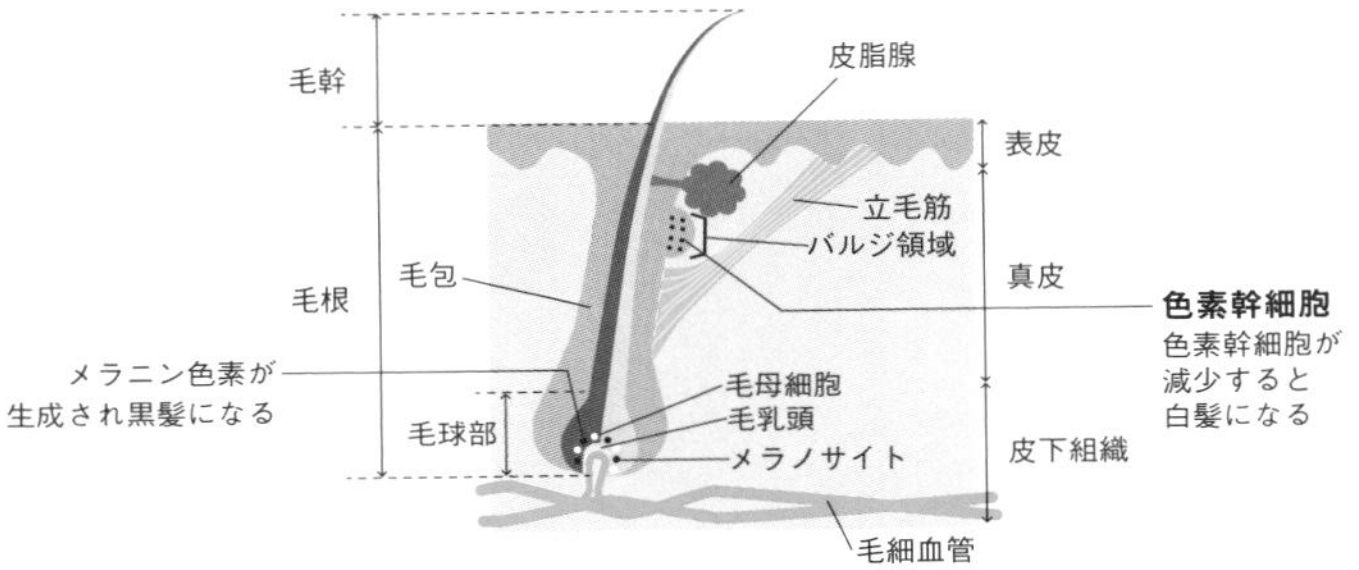

メラニン色素は、毛球部にあるメラノサイトという細胞でつくられます。メラニン色素はメラノサイト内でメラノソームという10nm（1mmの10万分の1）の粒に蓄えられ、髪になっていく毛母細胞に渡されます。メラニンはおもにコルテックス内に存在して、髪色の素となります。

色素が受ける紫外線の影響

メラニン色素（図12-2）には、紫外線を吸収する働きがあります。黒色のメラニン色素を多く含む日本人の髪は、ブロンドやブラウンなどの欧米人の髪と比べ、紫外線に対する防御力が高いという特徴があります。ところがヘアカラーの普及により、人工的に髪のメラニン色素を減らしている人もおり、そうした人は紫外線の髪へのダメージが蓄積されやすくなっています。

紫外線は、髪を構成しているタンパク質やメラニン色素を破壊します。すると髪の隙間からメラニン色素が流出しやすくなります。さらに水があるとメラニンが分解されやすくなり、すぐに流れ出ていきます。髪が濡れた状態で長時間紫外線を浴びるような夏のレジャーシーンで髪の色が抜けやすくなるのは、そのためです。海で波に乗るスポーツに興じるサーファーは髪が紫外線と海水にさらされる時間が多いため、メラニン色素が抜けていき、自然と明るい髪色になりがちです。メラニン色素が抜けた部分は空洞化して、弾力の低下やゴワつきの原因となります。

髪の色を決める色素は2種類でも、組合せの配分や髪質による光の反射具合などの条件によって、多様な髪色が生まれます。さらに年齢や日々のスタイリングによって生じるダメージ、パーマやカラーリング、紫外線の影響が蓄積されることによっても、さまざまな変化が現れます。

色素の情報からわかる、壮大な歴史

大きな視点で色素に目を向けると、太古の生き物の情報がわかることもあります。中国科学院・古脊椎動物古人類研究所のフーチェン・ジャン氏らのグループによると、シノサウロプテリクスという羽毛をもつ恐竜の化石から、ユーメラノソーム（ユーメラニンを合成・貯蔵する小胞）はほとんどみつからずフェオメラノソーム（フェオメラニンを合成・貯蔵する小胞）が多数みられたことから、この恐竜の色が栗毛から赤毛のような暖色系だったと推定されました。

髪、肌、瞳の色の違いは、人類の進化する過程で、地球の環境に適応してきた結果です。たとえば強い紫外線が降り注ぐ、低緯度地域では、体を守るためにメラニン色素の多い人種となりました。逆に、紫外線が弱い高緯度地域には、メラニンの含有量が少ない肌の白い人種が適応しました。自分のルーツにもつながる色素の面白さにも、ぜひ目を向けてみましょう。

Point

髪の色は遺伝によって、2種の色素（黒褐色のユーメラニンと、黄赤褐色系のフェオメラニン）のバランスで成り立っています。人種によっても傾向があり、環境に適応した結果の色ともいえます。

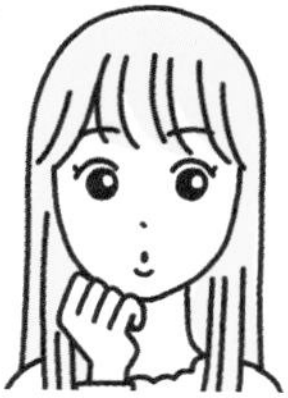

もっと知りたい！色素のいろいろ

黒髪の人が多い日本人ですが、約２万人に１人の割合で眼《がん》皮《ひ》膚《ふ》白《はく》皮《ひ》症《しょう》、通称アルビノの人がいます。眼皮膚白皮症は国の難病に指定されており、みた目は色白、白髪が特徴です。また網膜に障害があり弱視になります。これらはメラニン色素があまりつくられないために起こる症状です。

白髪が急に増える病気もいくつか知られています。悪性貧血ではビタミン B_{12} の不足による細胞分裂の障害が起こり、メラノサイトが増えにくくなることで、白髪が増加します。胃の手術や、胃粘膜の病気のあとに栄養分の吸収が悪くなり、起こることもあります。

甲状腺機能低下症やメラノサイトを自分の免疫で攻撃してしまう原田病などの病気でも、白髪が急に増えます。いずれもまれですが、急に白髪が増えたときには、病気の可能性があるので注意しましょう。

Q 13

白髪になるのはなぜ？

加齢によって誰もが白髪が生えてきます。その量や時期は体質によって個人差があり、20 代から生えてきたという人も珍しくはありません。髪をよく知るために、白髪のしくみをみていきましょう。

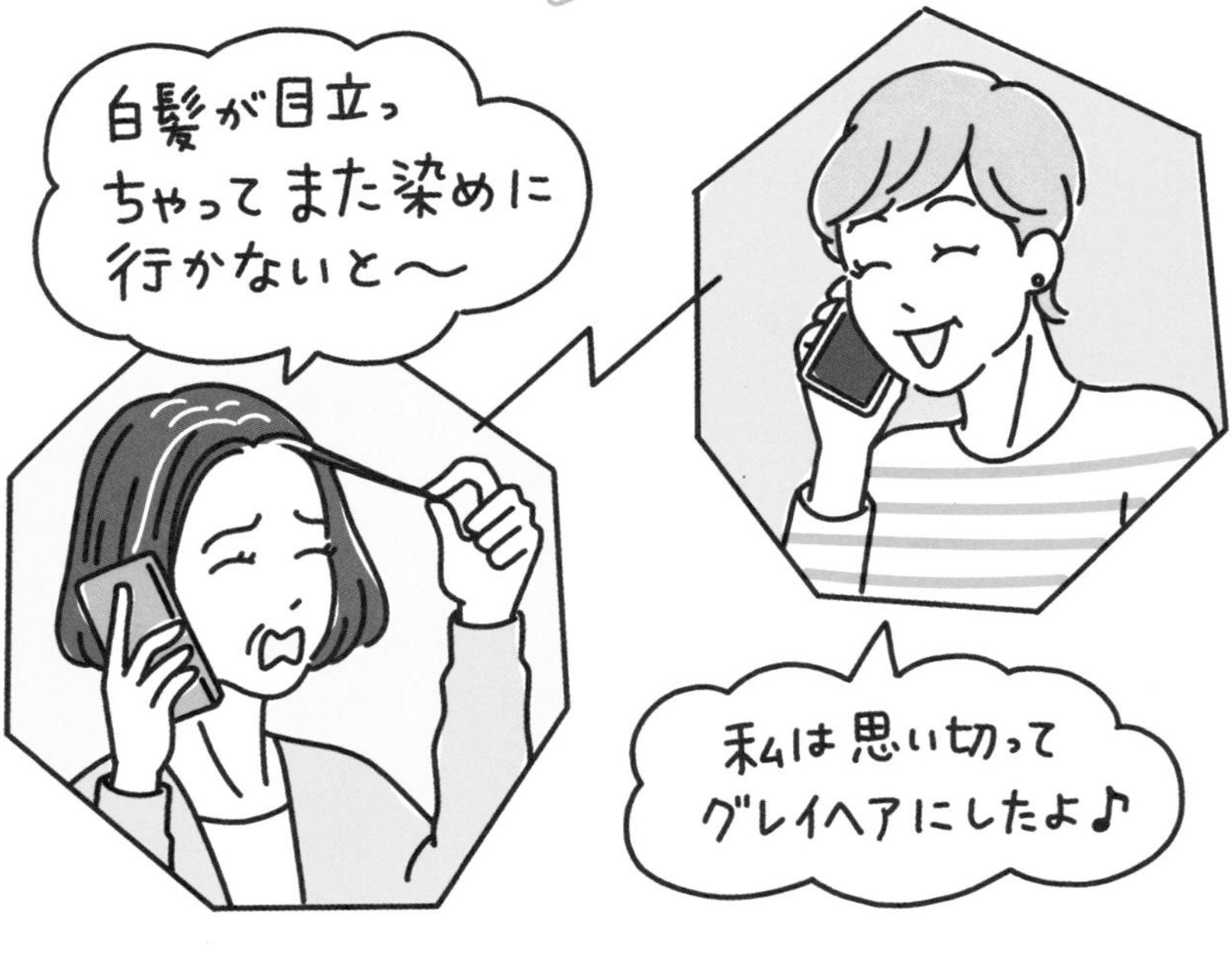
白髪が目立っちゃってまた染めに行かないと〜
私は思い切ってグレイヘアにしたよ♪

髪の色を決めるのはメラニン色素の量

毛根の根元にある毛母細胞で髪がつくられるとき、黒髪の場合はメラノサイトという色素細胞が、黒色または黒褐色のメラニン色素をつくり、毛幹内へメラニンを送りこんでいます。

髪は常に毛母細胞が細胞分裂を行うことでつくられますが、細胞分裂をはじめる時点で、なんらかの原因によってメラノサイトがメラニンをつくらなくなるのが白髪の原因です。毛幹へメラニンを送り出せなくなると代わりに空気を送り出し、髪が白くなります。

色素がないのに白くみえるのはなぜか

髪がメラニンの代わりに無色透明の空気をふくむと、どうして白くみえるのでしょうか。それは空気をふくんだ髪が、光を反射するからです。太陽の光には赤、緑、青などの色が混じっていますが、太陽の光がさまざまな方向に反射すると、私たちの目には白くみえま

図13-1　**白髪の原因いろいろ**

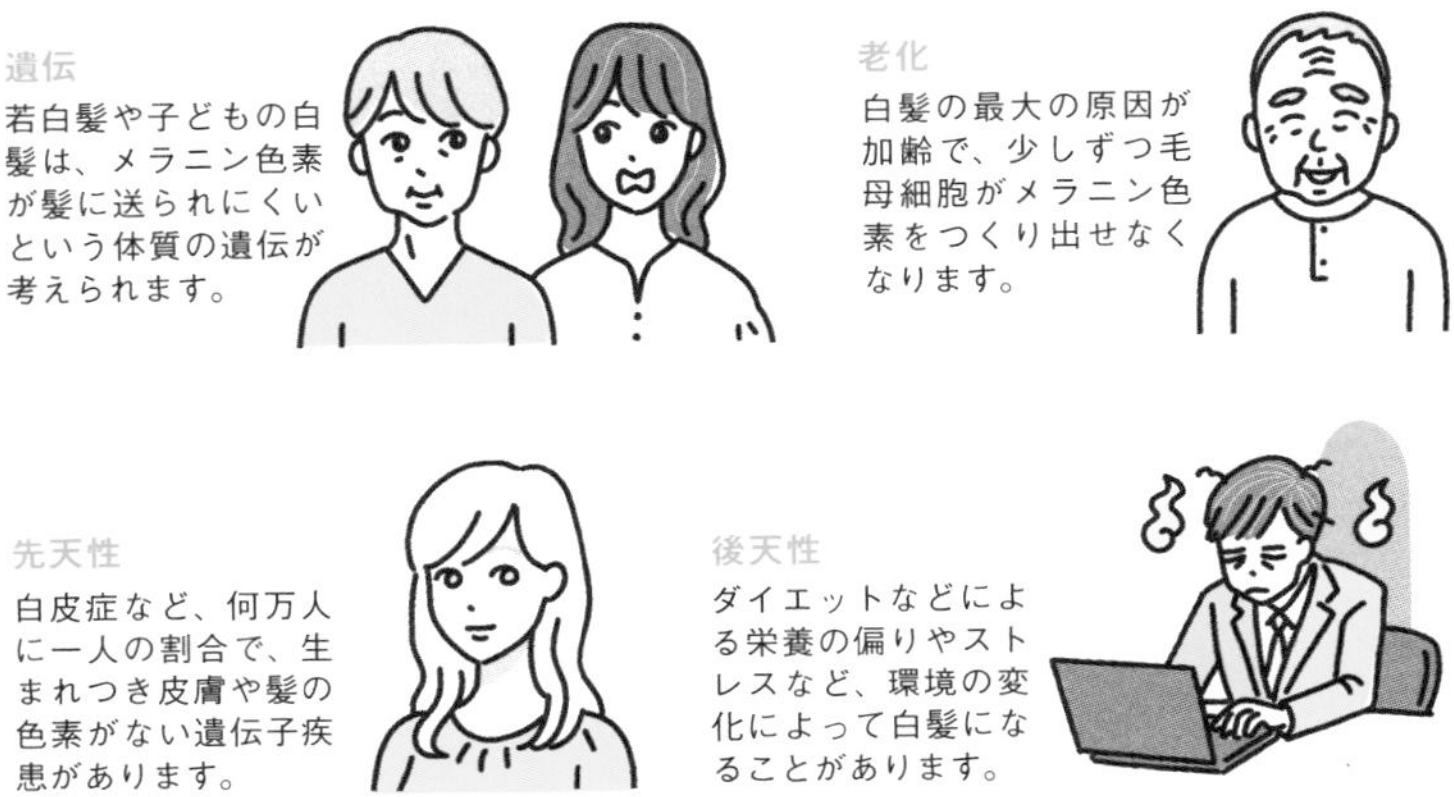
遺伝
若白髪や子どもの白髪は、メラニン色素が髪に送られにくいという体質の遺伝が考えられます。
老化
白髪の最大の原因が加齢で、少しずつ毛母細胞がメラニン色素をつくり出せなくなります。
先天性
白皮症など、何万人に一人の割合で、生まれつき皮膚や髪の色素がない遺伝子疾患があります。
後天性
ダイエットなどによる栄養の偏りやストレスなど、環境の変化によって白髪になることがあります。

す。生活のなかで例をあげると、無色透明である氷の塊をかき氷にすると白くみえますね。かき氷にあたった光が折れ曲がったりしながら（屈折）、鏡のように反射したりして（全反射）、あらゆる方向に反射することで、私たちの目には白くみえるのです。

白髪は10代でも生えますが、30代中頃から目立って増えていき、頭頂部や側頭部に多く出る傾向があります。白髪になるのは、遺伝的な体質もありますが、一般には老化が最大の原因です（図13-1）。老化によって、色素幹細胞とメラノサイトの働きが弱くなります。

髪は色だけでなく、手触りも変化します。メラニンには水となじみやすい性質があり、しなやかな髪の源ともいえます。白髪となってそれが失われることで水分不足となり、広がりやまとまりにくさ、ゴワつきの原因となります。

白髪は抜いてはいけない？

「白髪を抜くと増える」というのをよく耳にします。それはなぜでしょうか。

白髪を抜いても、また同じ場所に生えてくるのは白髪です。それを繰り返して無理に抜き続けていると、毛母細胞のもとの毛包幹細胞や毛乳頭が失われることがあります。するとその部分には、もう髪は生えません。眉毛などの体毛も、いつも同じ場所を抜き続けていると、同様の理由で生えてこなくなることがよくあります。つまり「抜くと増える」というウワサは、嘘です。白髪が気になりつい抜くようになるのは、白髪が増えはじめたタイミングであることが多いため、「抜くと増える」と感じるのでしょう。

ストレスで一夜にして白髪になる？

極度のストレスが原因となり一夜で白髪になった、という話を聞いたことはありません

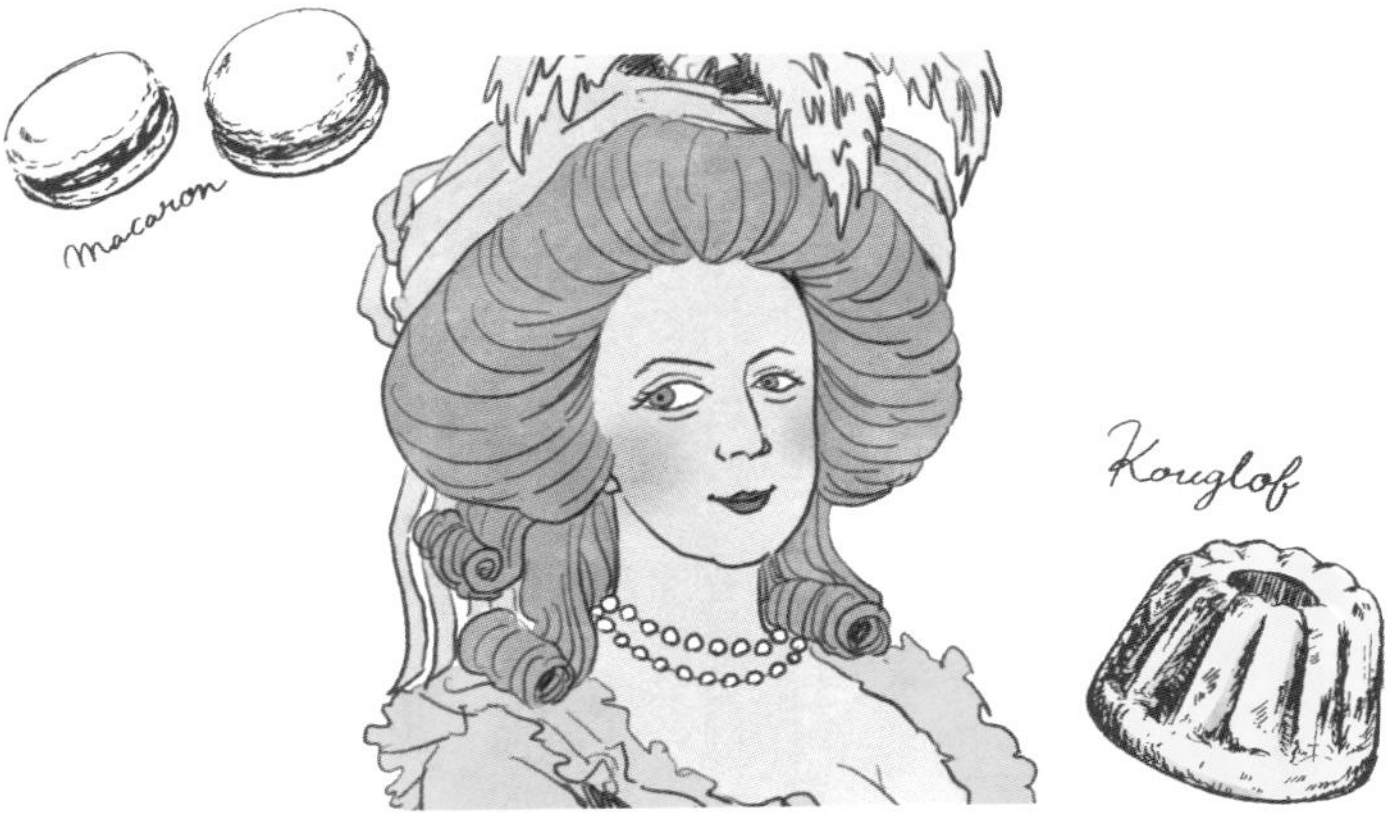

マリー・アントワネット

か。有名なのは、フランス国王ルイ16世の妃だったマリー・アントワネットが、フランス革命（1789年）のとき、牢獄生活のストレスから一夜にして白髪になったという逸話です。

しかし「極度のストレスによって一夜で（あるいは数日でも）白髪になった」という、明確な事例はみつけられません。ストレスが強くかかるとき優位に働くのは、自律神経のなかの交感神経で、ストレスに対抗しようと最大限に緊張して血行を止めようとします。毛母やメラノサイトに毛細血管を通して栄養分と酸素が届けられなくなれば一時的に髪は伸びず、メラニンもつくられなくなることが考えられます。髪が抜け、新たに毛母が細胞分裂をはじめるとき、メラノサイトの働きが止まるゆえに白髪になる可能性はあるでしょう。しかし、一夜ないし数日で、毛幹内のメラニンが無色の物質に分解されるとは考えにくく、人為的にブリーチをかけないかぎり、可能性はほぼありません。

ストレスや栄養不足、自律神経の乱れなどによって発生した白髪は、原因が取り除かれれば黒髪になる可能性はありますが、老化で色素をつくることができなくなった場合は、マッサージやサプリメントで黒髪に戻すことは難しいでしょう。

Point

細胞の働きにダメージを与えないために、毛先だけでなく頭皮もケアして、栄養バランスや睡眠にも気を配る。健康に気遣うことは、白髪の予防にもつながるといえるでしょう。

Q 14

髪のツヤはなぜ生まれる？

理想的な髪。健康な髪。それらに明確な定義はありませんが、「うるおいがあってしなやか」「美しいツヤ」は確実に該当するでしょう。そのツヤは、一体どこから生まれるのでしょうか。

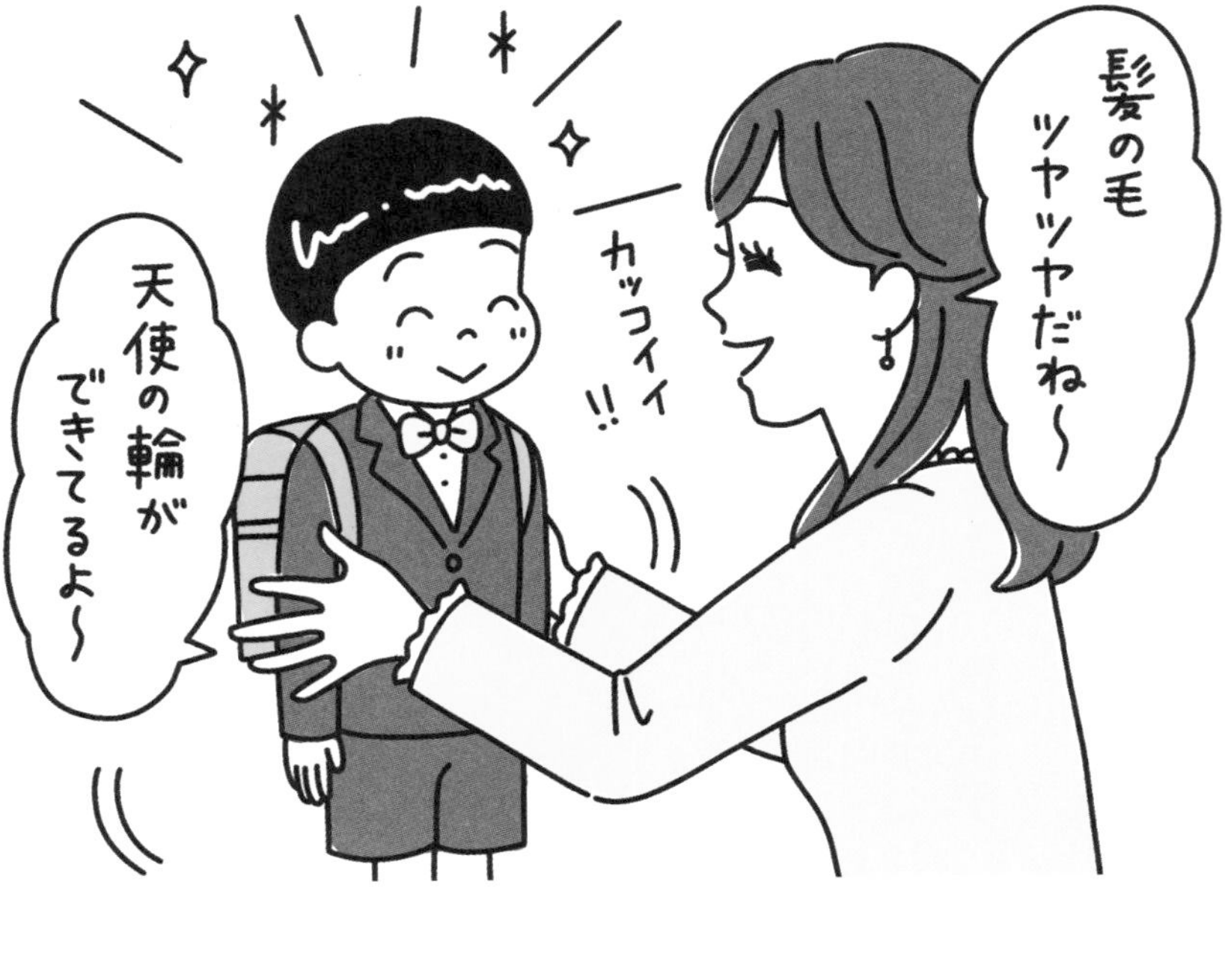

髪の毛ツヤツヤだね〜
カッコイイ!!
天使の輪ができてるよ〜

キューティクルの状態が髪の健康を左右する

髪の構造である、キューティクル、コルテックス、メデュラの3層（図2－2参照）のなかで、とりわけ髪の質に大きな影響を与えるのがキューティクルです。髪の最も外側にあり、内部を守る役割を担っています。

キューティクルの形状は、魚のウロコのように数枚が重なり合い、個人差はありますが平均4～10層。キューティクルに損傷がなく、きれいに整いしっかりと閉じている状態が、健康な髪の条件のひとつです。

健康な髪に「天使の輪」ができるワケ

髪の美しいツヤ。これは、キューティクルがきれいに整ったまましっかりと閉じている髪に光が当たり、規則正しく反射することで出現します（図14－1）。反射光によるハイライトが、ツヤの正体です。キューティクルが損傷していたり内部の空洞化が進んだりして

図14-1　**髪の光の反射の様子**

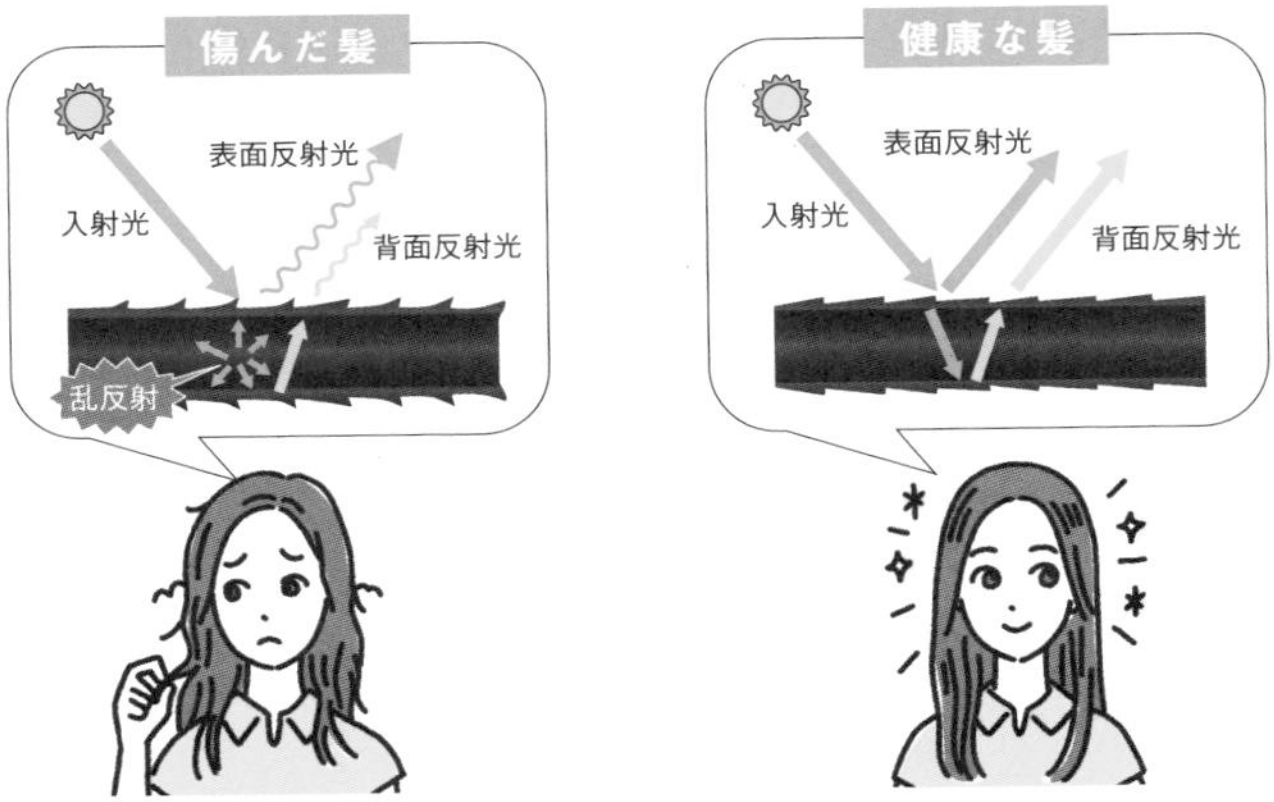

いると光が散乱するため、ツヤが出にくくなります。

健康な髪で一定の条件が揃うと、頭頂部周辺のツヤがつながり「光の輪」のようにみえることがあります。これは通称「天使の輪」とよばれ、直毛の幼児の髪にはよく現れます。くせ毛は光がさまざまな方向に乱反射しやすく、ツヤが出にくい傾向があります。

髪のツヤはドライヤーにも影響されます。ドライヤーを当てると、温度によってキューティクルが開き、ツヤが出にくくなります。ツヤを出したいときは、仕上げにドライヤーを冷風モードに切り替え、キューティクルをしっかり閉じさせるひと手間が大切です。髪の広がりやパサつきも抑える効果が期待できます。さらに

図14-2　**髪の空洞化**

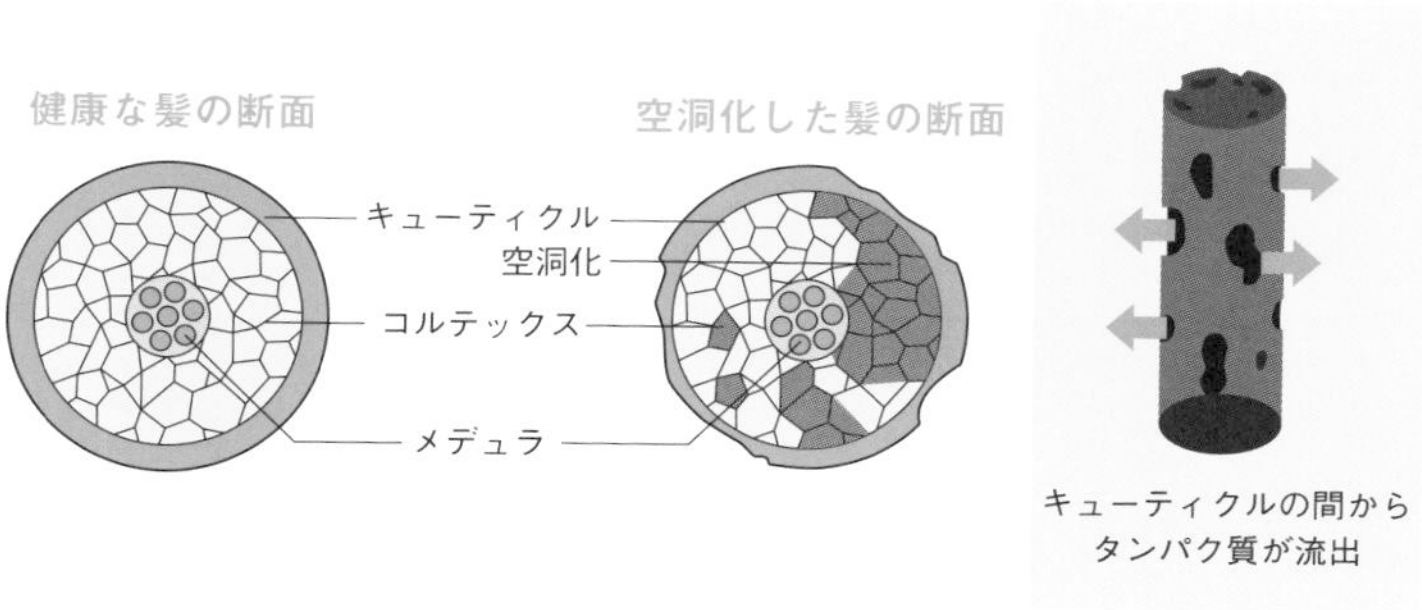

一度空洞化した髪を、完全にもとに戻すことはできません。しかし、トリートメントである程度内部を補修したり、オイルやヘアミストなどで表面のツヤを補ったりすることはできます。

うろこ状になっているキューティクルをなでつけるように、ドライヤーの風向きを上から下へ向けると、よりいいでしょう。

キューティクルが剥がれると、ツヤが失われる

キューティクルは、これまでにも説明したように、さまざまな要因で傷ついたり剥がれ落ちます。たとえば、髪が濡れた状態での摩擦です。髪は水分を含むと、キューティクルが開いた状態になり柔らかくなります。この状態でゴシゴシこすって洗髪したり、タオルで強く拭いたりするとキューティクルが剥がれ落ちます。

ドライヤーによる過度な加熱にも注意が必要です（85頁参照）。また、パーマやカラーリング

を繰り返すことでも、キューティクルは剥がれ落ちます（27頁参照）。

髪の空洞化で生じるうねりにも、要注意

髪にダメージが蓄積されると、キューティクルに穴が開きます。すると穴から内部のコルテックス・メデュラの一部や間を埋めている物質が流出して空洞が発生します（図14－2）。空洞ができるとうねりの原因ともなり、キューティクルの損傷と相まって、さらにツヤが生まれにくくなるのです。

Point

「ツヤが健康な髪のバロメーター」とまではいい切れませんが、直毛の場合はひとつの目安となるのは確かでしょう。

Q 15

ドライヤーやヘアアイロンの熱は髪に良くない？

スタイリングや毎日のお手入れに欠かせない、ドライヤーやヘアアイロン。その「熱」が、髪に与える影響やしくみとは？　美しく健康な髪を守るためのポイントをおさえましょう。

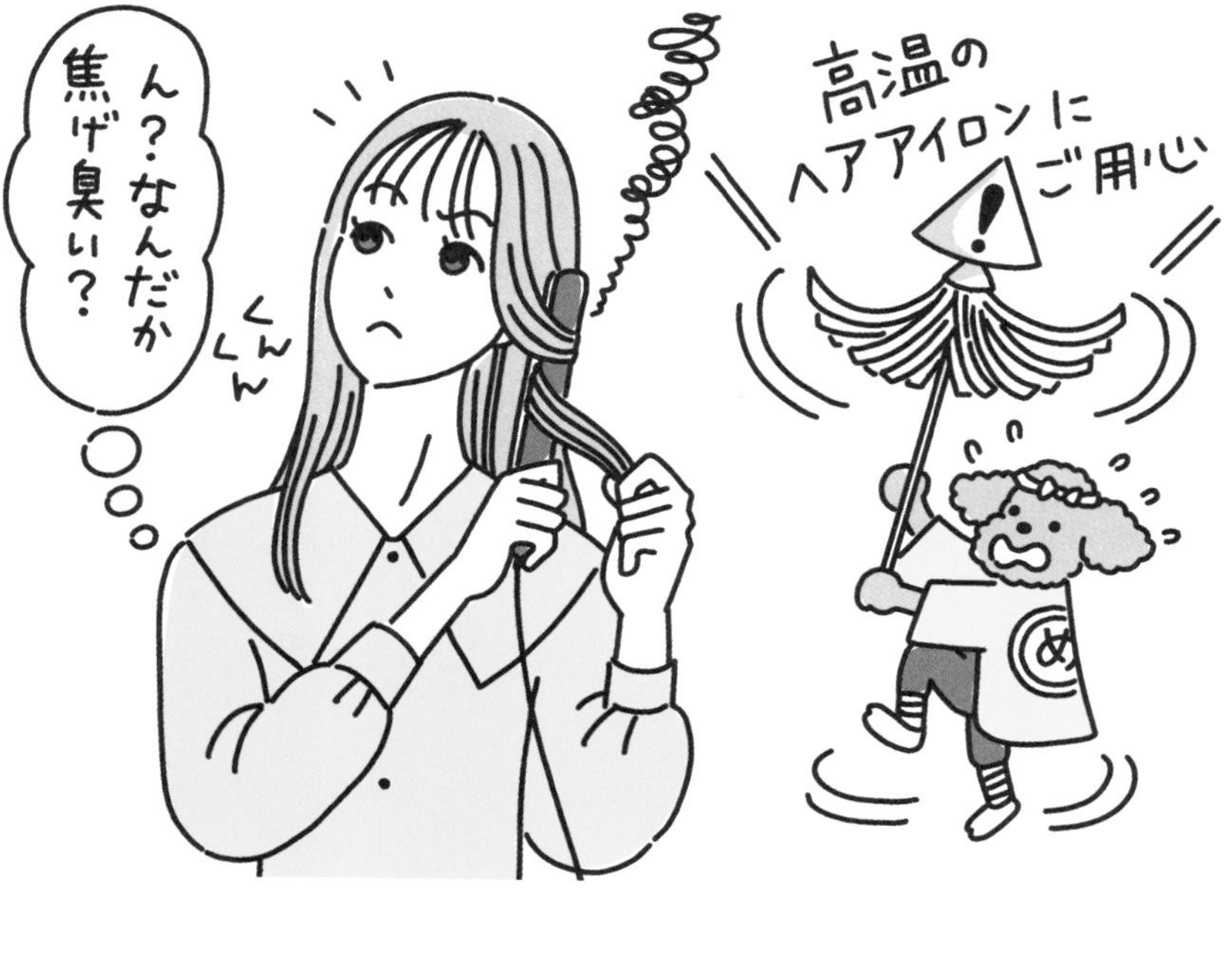
ん？なんだか焦げ臭い？
くんくん
高温のヘアアイロンにご用心
め

図15-1　髪へのダメージが進行する温度

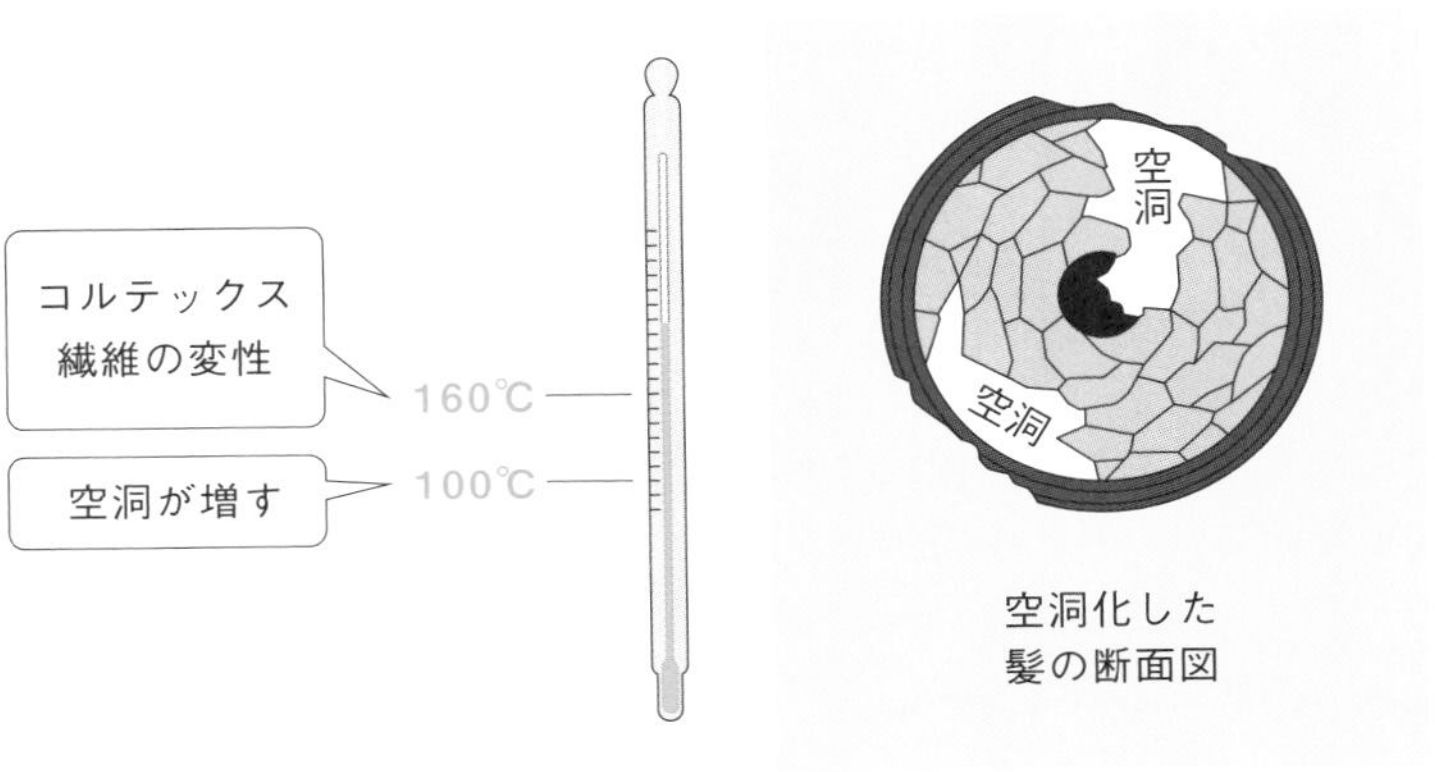

髪は100℃以上の加熱に要注意！ドライヤーはほぼ問題ナシ

髪は100℃以上になると、キューティクルに含まれるタンパク質が固くなり（熱変性）、さらにブラッシングを行えば、摩擦や張力でキューティクルが剥がれ、髪内部のタンパク質などが流出しやすくなります（図15－1）。

ドライヤー（1200W）は10㎝以上離して温風を当てれば、髪表面の温度は90℃程度、髪が濡れていれば60～70℃程度です。

気をつけたいのは、髪が乾いた状態で使うブローでのタイミング。近い距離でドライヤーの温風を当て続けないように使えば、ドライヤーによって髪が傷むことは、あまりありません。

髪表面が160℃以上になるヘアアイロンは要注意

ヘアアイロンは、100~200℃に温度設定できるものが多く、注意が必要です。高熱によって髪内部の水分が沸騰して水蒸気になり、髪表面に気泡状のふくらみが発生します。そしてキューティクルが押し上げられた状態でヘアアイロン処理によって摩擦が生じると、キューティクルが剥がれていきます。

髪の表面が160℃以上になると、コルテックスを構成するミクロフィブリルやマトリックスといったケラチンタンパク質は、本来の規則的な構造とは異なる状態に変わっていきます(図15－2)。さらに230℃付近では、髪の毛の最も小さい単位であるプロトフィブリルがねじれ合った束の深い部分までもが変性します。

ヘアアイロンを高温設定で使い続けると、コルテックス中のタンパク質や脂質の構造、水分量が次第に失われ、柔軟性も低下していきます。ヘアスタイルをつくりにくくなり、スタイリングしても、キープできる時間が短く崩れやすくなります。

図15-2 **髪内部の変化**

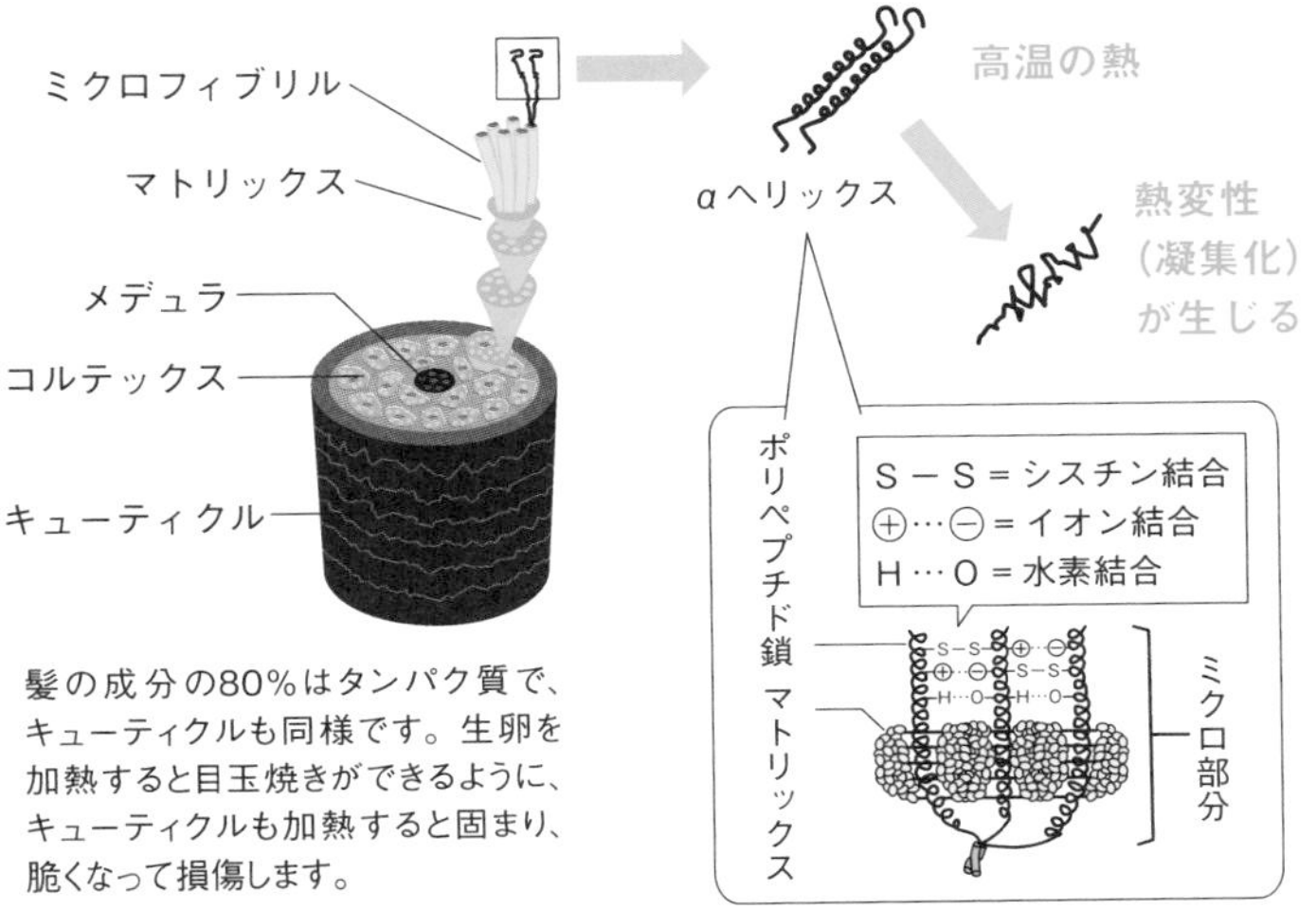

髪の成分の80%はタンパク質で、キューティクルも同様です。生卵を加熱すると目玉焼きができるように、キューティクルも加熱すると固まり、脆くなって損傷します。

ドライヤーやヘアアイロンは使わないほうが髪にはいいのか？

ではドライヤーやヘアアイロンを使わないほうが髪は健康なのか？ 決してそんなことはありません。

洗髪後、洗いざらしにしておくと髪に水分が留まり続けます。するとキューティクルが開きっぱなしの状態になり、開いたキューティクルの間から、髪内部の栄養分が流出していきます。髪が濡れたまま寝てしまうと、髪と寝具がこすれてキューティクルがダメージを受けやすくなります。そのた

図15-3　**ドライヤーを使った正しい髪の乾かし方**

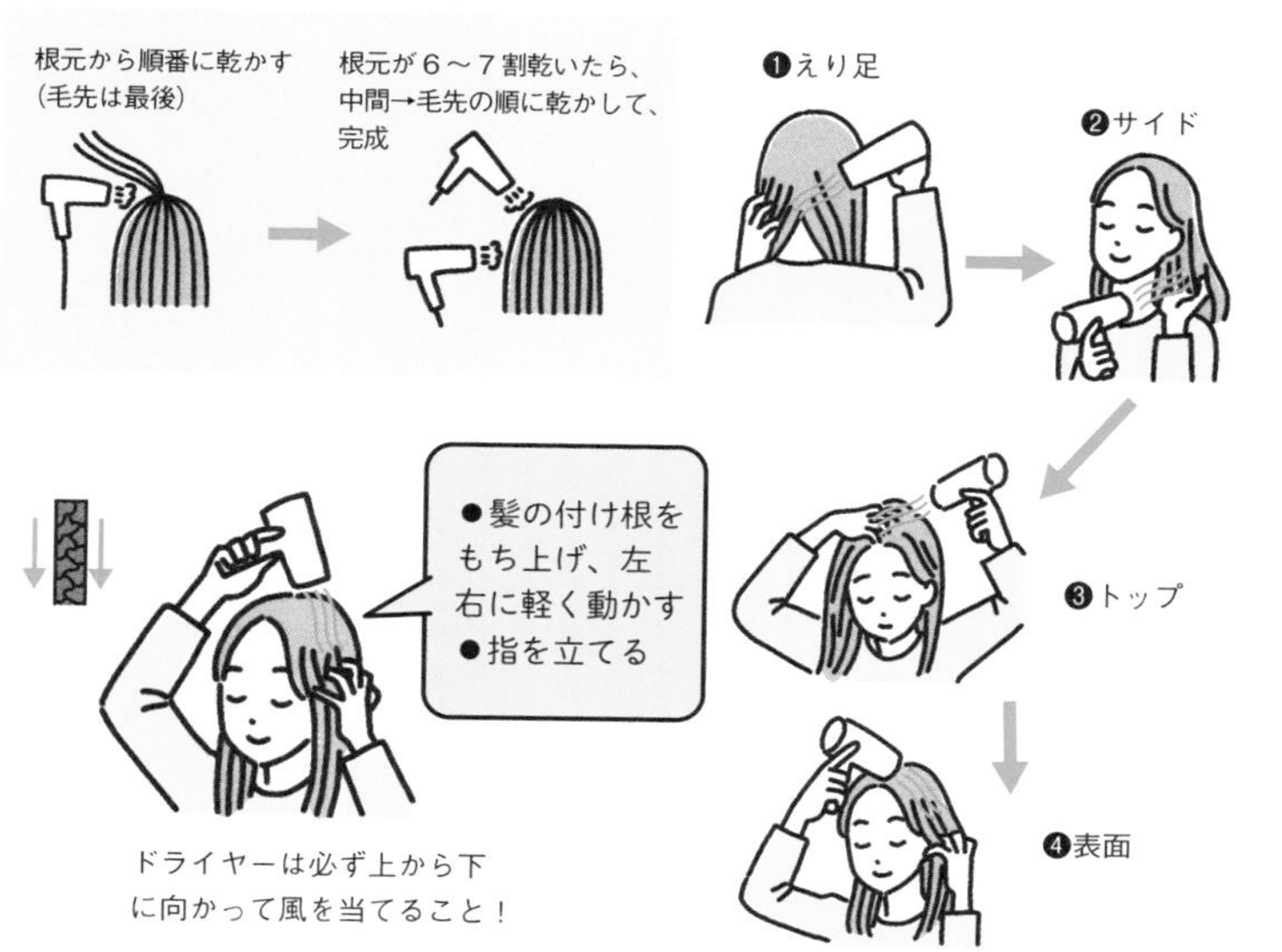
根元から順番に乾かす
（毛先は最後）
根元が6～7割乾いたら、
中間→毛先の順に乾かして、
完成
❶えり足
❷サイド
❸トップ
❹表面
●髪の付け根を
もち上げ、左
右に軽く動かす
●指を立てる
ドライヤーは必ず上から下
に向かって風を当てること！

め健康な髪を維持するためには、洗髪後はドライヤーである程度乾かすことが重要です（図15－3）。

ドライヤーは髪の根元から毛先に向かってドライヤーの風を当てれば、キューティクルが整う効果も期待できます。冷風と温風が交互に出るモードが搭載されているドライヤーなどもあるので、温度を意識して上手に使っていきましょう。ドライヤーを使う前に吸水力の高いタオルでしっかり水気をぬぐい、乾かす時間を短縮するのも上手な使い方です。

ヘアアイロンは、使い方次第で

髪のツヤを引き出したり、スタイリングの完成度を高めてくれたりする便利な道具です。髪の特徴を理解して、上手に使いこなしましょう。

Point

髪は100℃以上の熱が加わると、ダメージが進みはじめます。しかし濡れた髪を乾かすことも、健康な髪を維持するためには必要なケア。高温にならないように工夫しながら、適切な使い方を心がけましょう。

Q 16

年齢によって髪質が変化するのはなぜ?

小さなころは直毛だったのに、大人になったらくせが出た。くせ毛が成長するにつれまっすぐになった。年齢による髪の変化は、くせ毛の成り立ちと、現れるタイミングにヒントがあります。

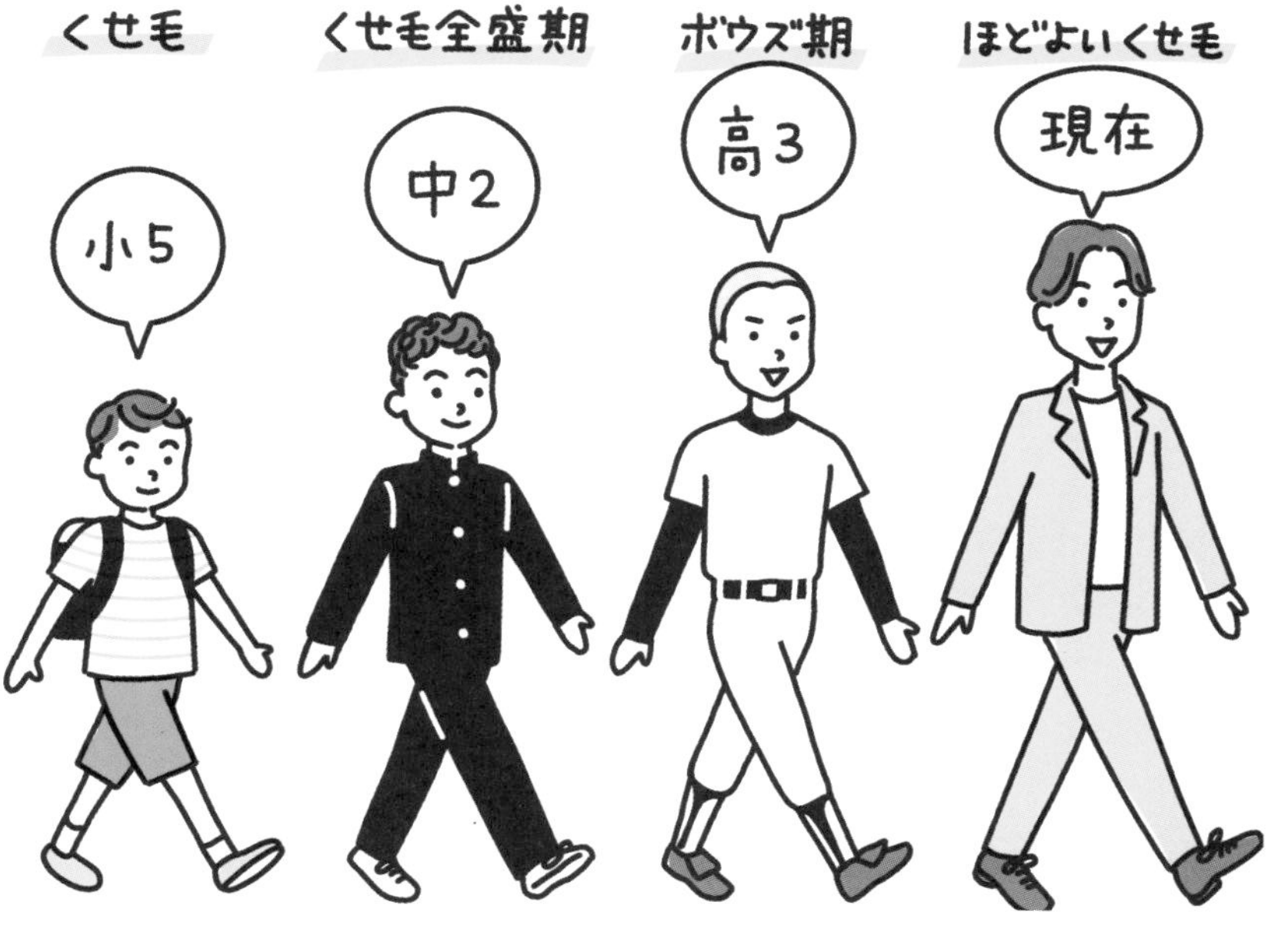

後天的にも変化していく髪質

髪のうねりやくせは、コルテックスの分布の偏りで発生するとQ11でも説明しましたが、偏りの原因は毛根の形、毛球部内での増殖のバランスなどの先天的な要因ばかりではありません。ホルモン分泌の変化や年齢によるもののほか、生活習慣の変化や薬の服用でも毛母細胞の働きに影響が出ることもあります。

また、毛根がある頭皮の状態が硬いか柔らかいか、慢性的な乾燥などで毛穴の形に変化が出るなど、複数の要因があります。

「丸刈りにしたらクセ毛が生えてきた」は本当か

「丸刈りにしたら髪質が変わった」という話は、実際はどうなのでしょう。結論は、丸刈りにしても髪質は変わりません。ひと昔前は中高生の部活で丸刈りにしたら、髪質が変わったという体験をもつ人が一定数いるようですが、一般的にこの時期には男性ホルモン

表16-1 クセ毛を誘発するもの

- 年齢による頭皮の変化（毛穴の向き、頭皮の硬さ）
- コルテックスの偏り
- うねり毛の増加
- 髪の分け目が固定化する（頭皮にクセがつく）

の分泌が活発になる年ごろです。体毛が太くなる、体が大きくなるなど、劇的な変化が起こります。ここでのホルモンなどに由来する髪の変化と、丸刈りから再び髪を伸ばすようになる年ごろのイメージの差が誤解を生むのでしょう（表16－1）。それまでは毛先へ行くにつれて細くなっていた髪が、断面も根本も変わらない太さで伸びてくると、みた目の印象も変わります。さまざまな変化が重なって生まれた、都市伝説といえるでしょう。

髪質を決めるのは毛穴の奥、毛球部のなかでのことです。つまり、丸刈りにしろ、剃髪にしろ、それは頭皮よりも外側で起こったできごとなので、毛球部に変化は起こりません。さらに奥深くの体内の変化が髪質に現れているのです。

人生の途中で髪質が変わることはよくある

毛穴の形は一生の間でいろいろな変化が起こります。たとえば、頭蓋骨の成長によって頭皮にかかるテンションが変化し、毛穴の形も変化するケースがあります。また、全身の細胞が活発に分裂していた子ども世代と、体内水分量も減るといわれる大人世代で、違いがあるのは当然といえるでしょう。髪のくせに影響する毛穴の形も、加齢や乾燥、栄養状態によって変化します。理想の髪質になるよう外からコントロールすることは難しいですが、ヘアケアによって、理想に近づけることは可能でしょう。

遺伝的にくせ毛の要素をもっていた場合でも、子ども時代は直毛で人生の途中からくせが現れるという経緯をたどる人もいるでしょう。

Point

生まれつきの髪質は遺伝による要素が大きいものの、生涯を通じて髪質が保たれることは少なく、内外の環境の影響を受けながら少しずつ変化していきます。

chapter 4

髪のお悩みあれこれ

Q 17

加齢によって薄毛になるのはなぜ?

齢を重ねるにつれ成人男性の多くは「薄毛」に悩む人が多くなりますが、突然髪がごっそりと抜け落ちるわけではありません。具体的な経緯を知って、適切なヘアケアをしましょう。

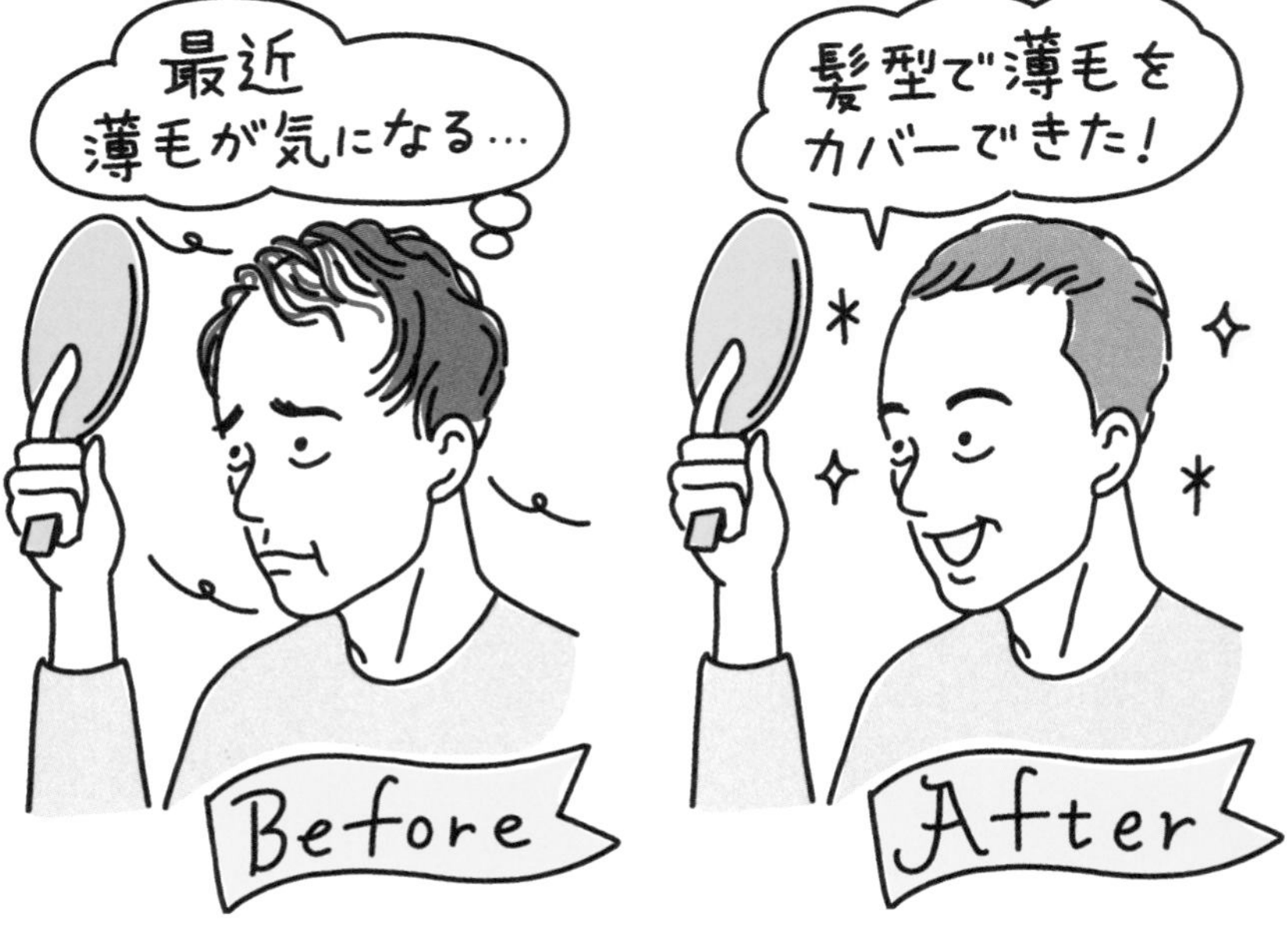

最近
薄毛が気になる…
Before
髪型で薄毛を
カバーできた!
After

図17-1 **加齢による髪質の変化**

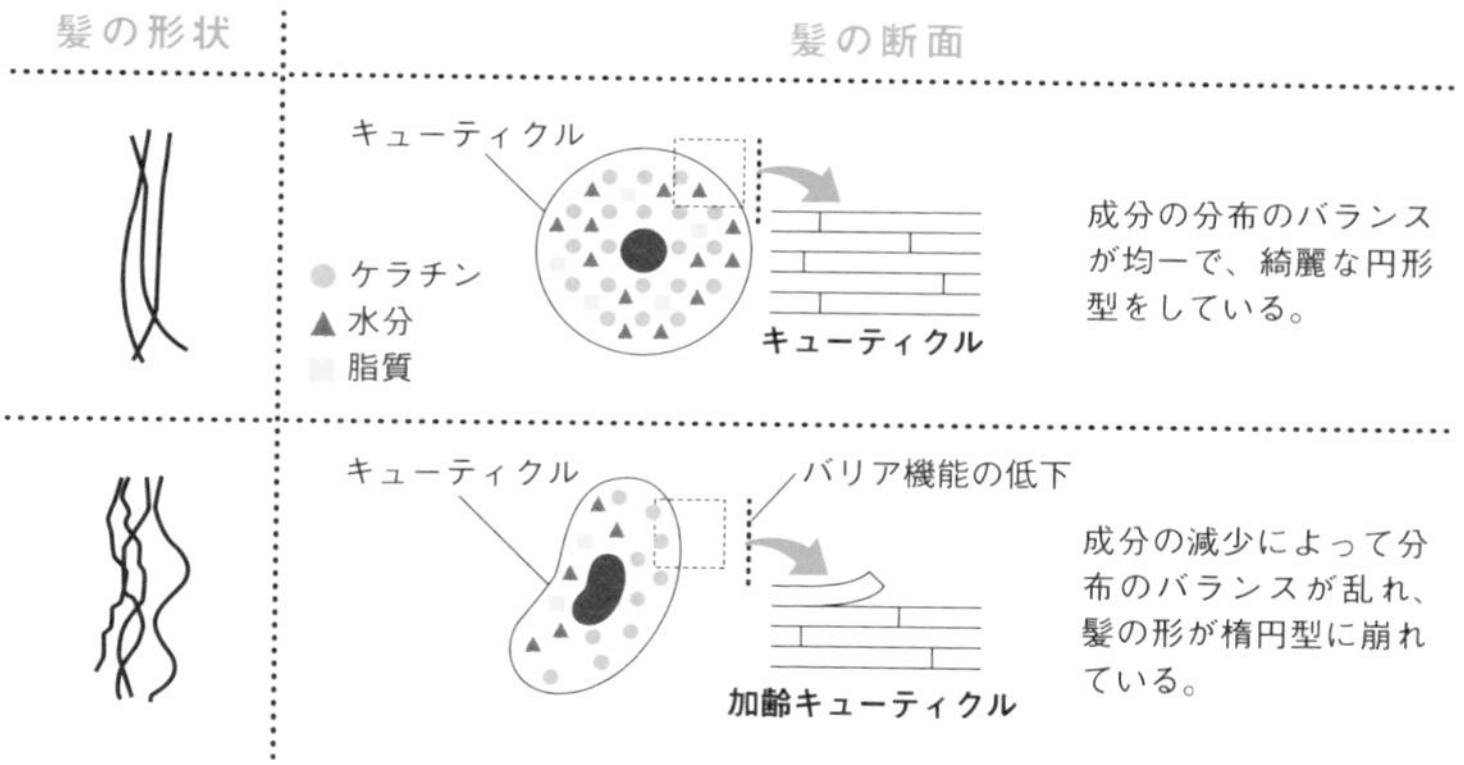

毛母細胞の働きが弱まり、髪の成長が不十分になる

加齢にともない髪が細く弱くなるのは、毛母細胞の働きが弱まり、十分に細胞分裂ができなくなるからです。コルテックスも十分に成長できず、髪が細くなります（図17－1）。キューティクルの枚数も減り、弾力もだんだんと失われていきます。また同時に、頭皮の新陳代謝も低下します。頭皮の血行不良で毛細血管から細胞へ十分な栄養がいきわたらなくなり、細胞分裂に必要な栄養素が不足し、働きが低下した毛母細胞はますます弱まり、髪はどんどん細くなっていきます。薄毛対策として頭皮マッサージが推奨されるのは、血行を促すためです。

ひとつの毛穴から生える髪の本数が減ってくる

若く健康な頭皮では、ひとつの毛穴から2〜3本の髪が生えています。成長期、退行期、休止期という毛周期を繰り返して、古い髪は抜け新しい髪が生えてきますが、老化で毛母細胞が細胞分裂の力を失うと、新しい髪は生えてはきません。そうしてひとつの毛穴から生える本数が減ると、薄毛が目立つようになります。加齢による薄毛は、髪が細くなることよりも、ひとつの毛根から生える髪の本数が減ってくることが大きいといえます（図17－2）。

思春期以降、額の生え際や頭頂部などの髪が薄くなる「男性型脱毛症（AGA）」は、「脱毛症」と名前についているものの、初期段階では髪が短く細く変化する薄毛の症状からはじまります（図17－3）。20代後半でもみられ、緩やかに進行して薄毛から脱毛症へと進んでいきます。AGAは、毛周期の成長期が短くなるのが特徴です。ふつう3〜6年の成長期が、数カ月〜1年と短くなります。そのため、髪が十分に成長しないうちに退行期・休止期と進み、細く短い毛のまま抜け落ちます。

図17-2　**毛根あたりの髪の減少**

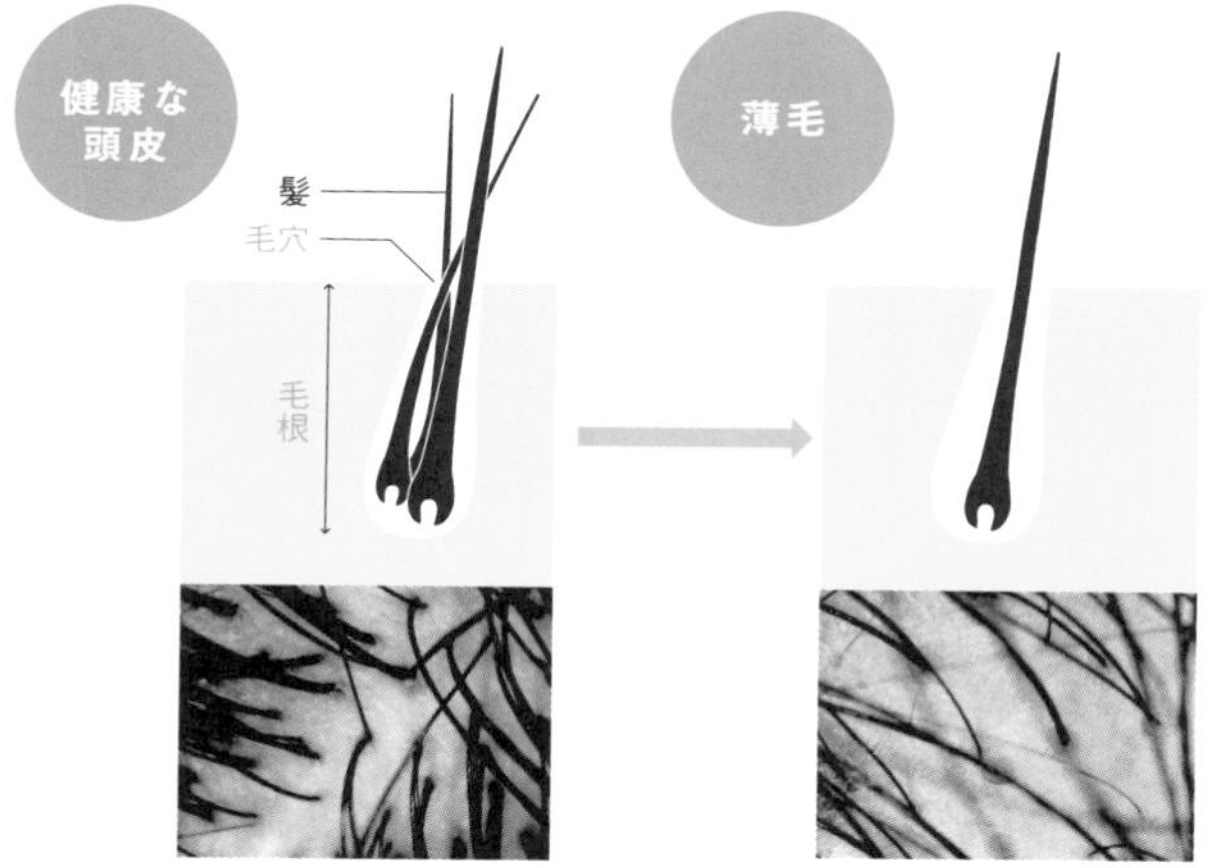

図17-3　**毛周期の成長期が短くなるAGA**

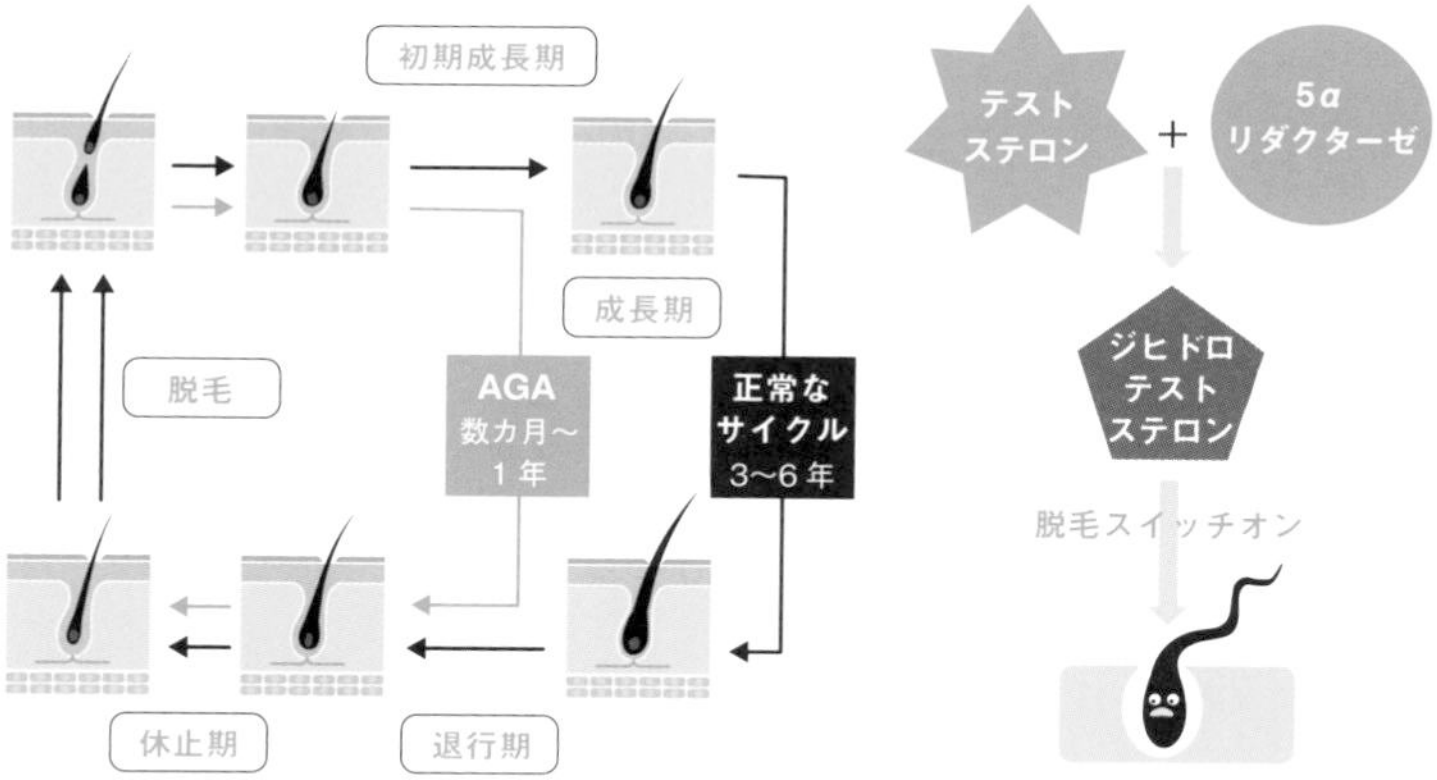

AGA の原因物質は、男性ホルモンであるテストステロンが酵素 5αリダクターゼの働きで変化してできた「ジヒドロテストステロン」だと考えられています。AGAが男性に多くみられるのは、そのためです。女性でもホルモンバランスが乱れると、女性型脱毛症（FAGA）になることもあります。いずれも医療機関での治療が可能です。

薄毛対策には何をすればいい？

育毛に関しては後述（107頁参照）となりますが、少なくなった髪にハリやコシを与えてくれるシャンプーなども販売されており、日々のケアで多少はカバーできます。髪の根元が立ち上がるようなカットをしてもらうのも、定番の対策です。AGAは遺伝的な要素がかかわりますが、加齢は生活習慣の影響が大きいといえそうです。正しいヘアケアに加え、喫煙や乱れた食生活、睡眠不足といった生活習慣を正す、日常のストレスを軽減するなどが、加齢による薄毛対策になります。重度の薄毛やAGAが心配されるときは、皮膚科や専門医に相談しましょう。

Point

老化による薄毛は自然な生理現象といえるものの、治療が可能なものもあります。気になりはじめたら、専門家に相談してみるといいでしょう。

Q 18

脱毛症のしくみとは?

脱毛症とは、さまざまな原因によって髪が多く抜け、量が減った状態をいいます。加齢によって自然と薄くなる状態ではなく、治療の対象となる「脱毛症」を、詳しくみていきましょう。

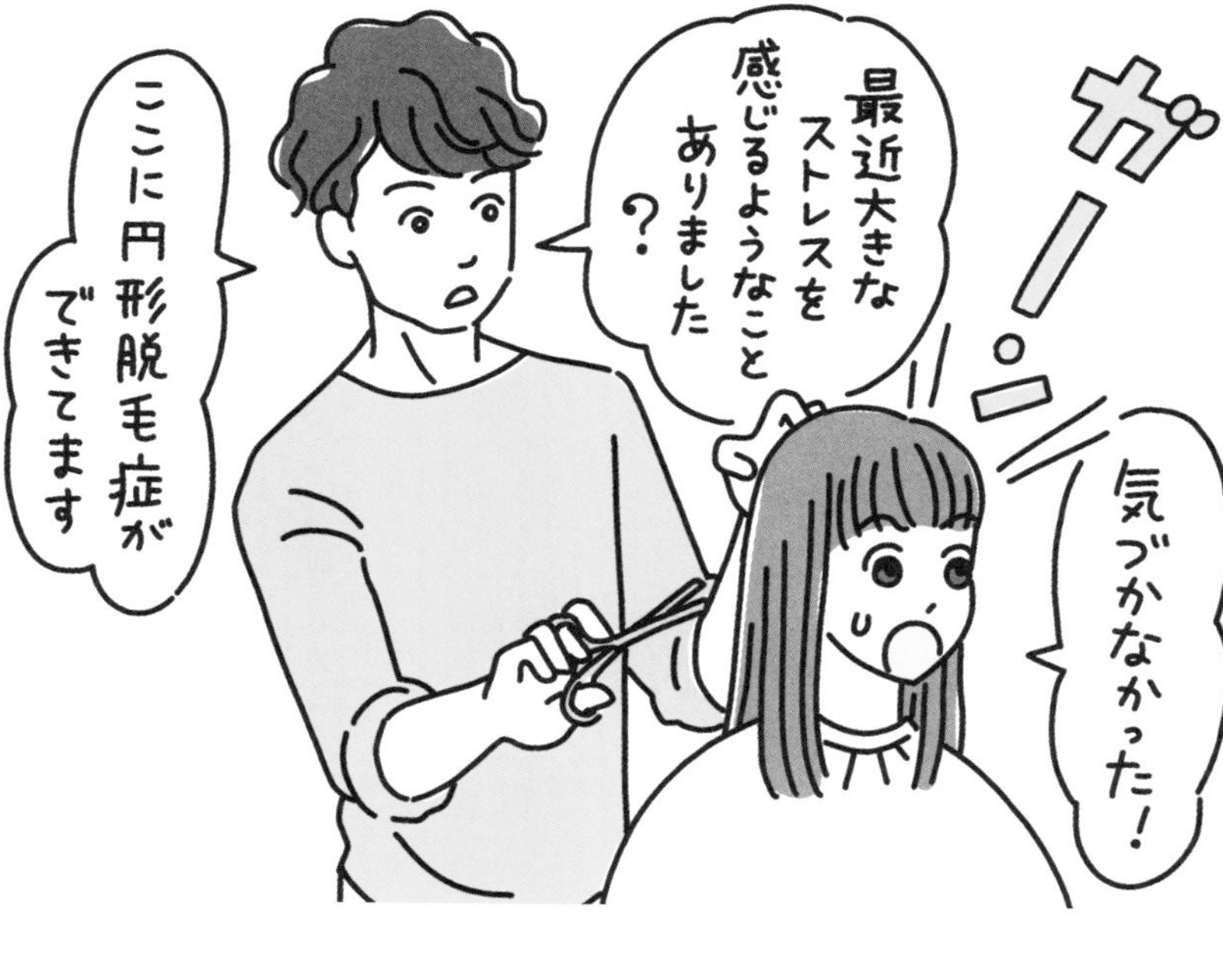
最近大きなストレスを感じるようなことありました?
ガーン
ここに円形脱毛症ができてます
気づかなかった!

表18-1　**脱毛の種類**

1．髪の脱落によるもの	円形脱毛症、トリコチロマニア、休止期脱毛症、内分泌異常による脱毛症、栄養障害による脱毛、皮膚感染症による脱毛、皮膚腫瘍による脱毛、瘢痕性脱毛症、薬剤・化学物質による脱毛、分娩後脱毛症、牽引性脱毛症、脂漏性脱毛症、粃糠《ひこう》性脱毛症、円形脱毛症
2．軟毛化によるもの	男性型脱毛症（ＡＧＡ）、女性型脱毛症（ＦＡＧＡ）
3．毛の脆弱性によるもの	各種の毛髪奇形

皮膚科を受診する患者の多くは、1の円形脱毛症と２のＡＧＡやＦＡＧＡが多く、思春期には精神状態にともなう抜毛症であるトリコチロマニアも深刻になっています。そのほか、全身の疾患にともなう脱毛症(内分泌異常、膠原病、化学療法）があります。

これまで「加齢」と片づけられていたものも現在は治療が可能になっている

人間は60歳を超えると、性別にかかわりなく髪を含む体毛が薄くなっていきます。かつては老人性脱毛とよばれ、加齢にともなって自然に進行するものであり、病気ではないとされてきました。

ところが最近の研究では、これまで老人性脱毛だと考えられていたものでも、男性型脱毛症（ＡＧＡ）や女性型脱毛症（ＦＡＧＡ）によるものも多く、治療も可能であることがわかってきました（表18－1）。

円形脱毛症の原因とメカニズム

円形脱毛症は、コインのように円形の脱毛斑《だつもうはん》ができるのが特徴ですが、脱毛斑が大きく広がったり、多数の脱毛斑ができたりすることがあります。重症化すると、髪も含め体毛すべてが抜けることもあります。ストレスが原因といわれていますが、睡眠不足や胃腸炎、けが、出産などがきっかけになることもあり、医学的には不明な点も多く、はっきりしたことはわかっていません。

メカニズムは、次のように考えられています。

本来、身体を外敵から守るために活躍するリンパ球が、なんらかの原因により、髪をつくるもとになる毛包にある毛根を攻撃して炎症を起こして破壊します。その結果、成長期の毛包が壊され、十分に髪が育たないまま脱毛します。この脱毛症は免疫異常による疾患ととらえることもでき、アトピー性皮膚炎やバセドウ病などを併発することも少なくありません。

円形脱毛症の治療

脱毛斑の小さな円形脱毛症は自然治癒することも多く、治療不要なケースも少なくありません。広い範囲で脱毛が起こったり、何年も続いたりする場合でも、毛包の幹細胞は残っているので、毛根の炎症が収まればまた成長期の毛包が回復します。

治療はリンパ球の攻撃による炎症を抑えるため、ステロイド剤や抗アレルギー剤などが使われます。いずれにしろ原因が多岐にわたる可能性が高く、また個人差も大きいため、個々の患者に対して専門医の的確な診断が必要です。

「皮脂が原因」は否定されている

毛穴の脂が脱毛、薄毛の原因と考えられた時代がありました。これは現在でも信じている人がいる考えですが、20世紀半ばにデータが集められて、この考えは完全に否定されています。

この説を信じると、一生懸命洗髪をして皮脂を洗浄しようとしますが、洗いすぎは髪を傷めるし、頭皮をかさかさの状態にします。とくに爪を立てて頭を洗うことはNGです。頭皮はほかの皮膚と同様、ターンオーバー(細胞の生まれ変わり)が約28日間です。そのときに表皮細胞が増殖することで角質細胞が押し上げられてフケとなります。爪で物理的な刺激を与えると、表皮細胞の分裂・増殖が盛んになりフケが増えるのです。フケが増えるとさらにフケを取ろうとして髪を激しく洗いたくなりますから悪循環になります。爪を立てないで指の腹でやさしく洗いましょう。

Point

俗に脱毛症はストレスが原因といわれますが、科学的には証明されていません。しかしながら脱毛は全身の状態との関連もあり、できるかぎり規則正しい生活を心がけるのがよさそうです。

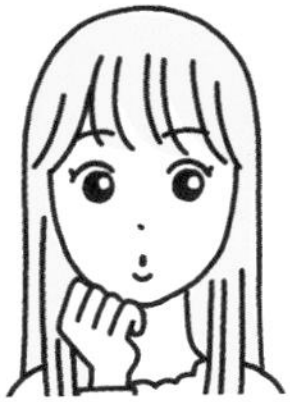

もっと知りたい！脱毛のいろいろ

薬の影響による脱毛でよく知られているのは、抗がん剤による影響です。副作用として脱毛が起こるかどうかは薬と患者さんの相性しだいの面が強く、確実に脱毛を防ぐ方法はみつかっていません。これまでの経験から、比較的脱毛が起こりにくい抗がん剤の選定なども進められており、治療中のQOL（生活の質）向上の一環として研究されています。また、点滴による抗がん剤治療の場合、外部からアイスパックなどで頭皮を冷やすことで治療中の頭皮の血流量を減らし、毛根へ届く抗がん剤の量を減らして脱毛を緩和する試みも行われています。

薬の副作用の場合は、投薬終了後数カ月で薬の影響がなくなると、再び髪が生えはじめます。

がんの早期発見・早期治療が進むなか、副作用の脱毛を恐れて抗がん剤使用を躊躇《ちゅうちょ》するという声も聞こえてきます。原因を知ることで、過度の不安を和らげましょう。

Q 19

育毛のしくみとは？

髪が育ちやすい環境を整えて、抜け毛を防ぐ働きをする「育毛」。育毛をはじめるタイミングや薬、ケア法などを知り、安心で快適なケア法をみつけましょう。

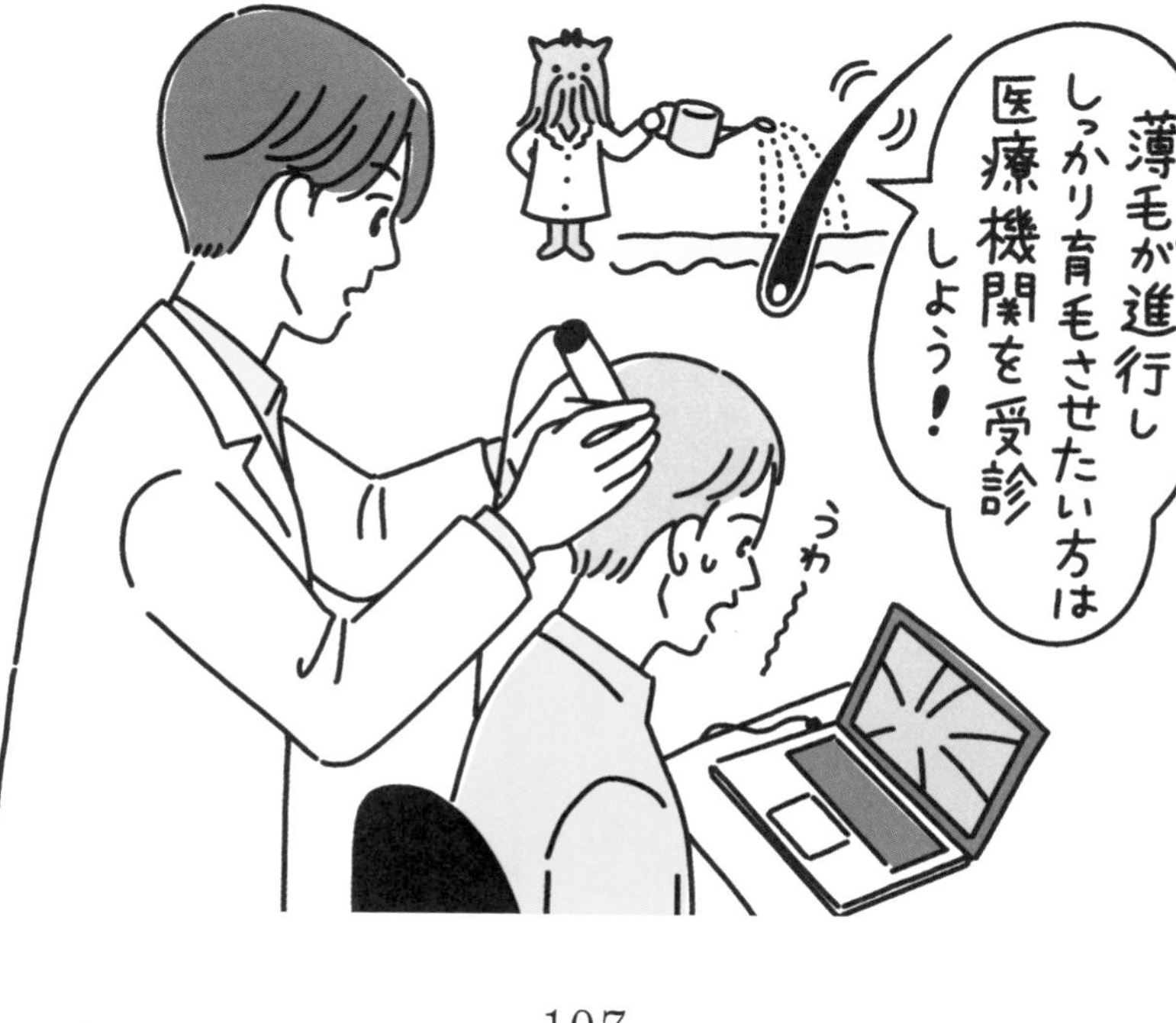

薄毛が進行し
しっかり育毛させたい方は
医療機関を受診しよう！
うわ〜

育毛とは「髪を育てること」

薄毛、抜け毛を防ぐためのヘアケア

これまでも説明しているとおり、髪は、抜け落ちてはまた新しく生えるというサイクルを繰り返しています。成長期は通常3〜6年ですが、なんらかの原因によって短くなったり、成長期に十分髪が育たない環境になったりすると柔らかく細い髪になり、薄毛となります。また、ヘアサイクルは一生のうち15〜20回程度といわれているため、1回あたりのヘアサイクルが短くなると、生涯にわたる髪の寿命が短くなる可能性があります。

そこで、髪が育ちやすい環境を整え抜け毛を防ぐため、育毛剤や発毛剤、養毛剤の出番です（図19−1）。

図19-1　育毛剤が作用する場所

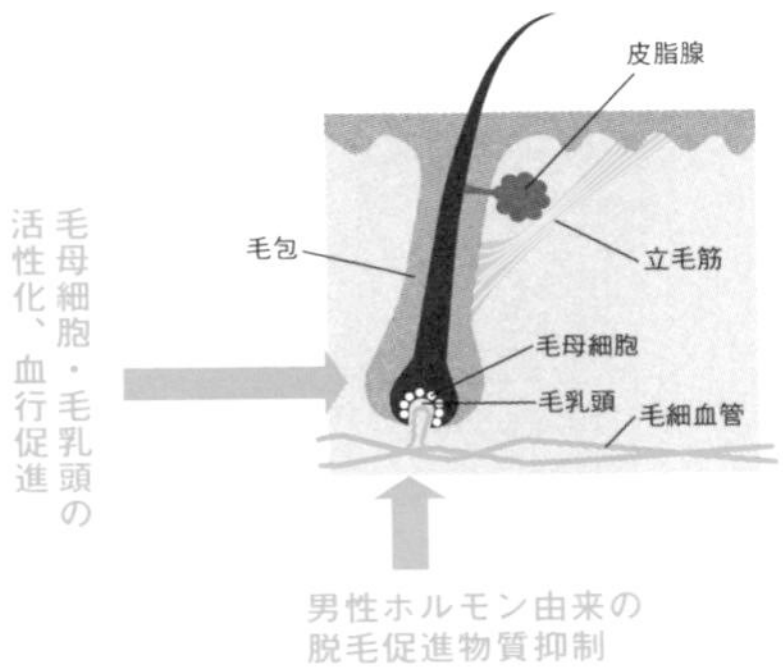

表19-1　**育毛剤・養毛剤・発毛剤の違い**

	育毛剤	養毛剤	発毛剤
種類	医薬部外品	化粧品	医薬品
目的	症状の進行防止や衛生目的	頭皮や髪の手入れや保護	髪を生やす治療
購入	誰でも買える	誰でも買える	医師が処方し薬剤師から購入 ※ミノキシジルは、20歳未満は使用不可
特徴	厚生労働大臣から承認されている	「医薬部外品」と比べて表示できる効能・効果がかぎられる	治療にあたるので医師の診断が必要
脱毛に対する効果の高さ	○	△	◎

発毛剤に含まれている成分は、副作用が強く出るものもあり、未成年への使用が制限されています。医薬品ではない育毛剤であれば何歳からでも使うことができます。ただ、溶剤としてアルコールを使っているものも多いため、20歳前後からはじめるのがよいといわれています。

育毛剤、発毛剤、養毛剤の違い

育毛効果を謳って市販されている薬には育毛剤、発毛剤、養毛剤があり、それぞれに含まれる成分や働きの違いによって分類されています（表19－1）。

発毛剤は一種医薬品で、男性脱毛症（AGA）や加齢による脱毛症の患者に対して、髪を生やしたり、脱毛の予防ができるとして、外用薬として厚生労働省の認可を得た成分が含まれています。

現在、日本皮膚科学会「男性型

および女性型脱毛症診療ガイドライン2017年版」で、高推薦度の発毛剤は、フィナステリド、デュタステリド、ミノキシジルの3種類です。

フィナステリドの内服は、推奨度：A（男性型脱毛症）、D（女性型脱毛症）で、「男性型脱毛症にはフィナステリドの内服を行うよう強く勧める。一方、女性型脱毛症には行うべきではない」となっています。

デュタステリドの内服は、推奨度：A（男性型脱毛症）、D（女性型脱毛症）で、「男性型脱毛症にはデュタステリド内服を行うよう強く勧める。一方、女性型脱毛症には行うべきではない」となっています。

ミノキシジル外用は、推奨度：Aで、「ミノキシジル外用を行うよう強く勧める（男性型脱毛症：5％ミノキシジル、女性型脱毛症：1％ミノキシジル）」となっています。

育毛剤は、医薬部外品に分類されているため、育毛剤に含まれる成分の効果は、髪の発毛を促し抜け毛を防ぐ、頭皮環境を清潔に保つという点までにかぎられます。また、医薬部外品は人体への副作用が医薬品の発毛剤よりも少ないという特徴があり、医師の処方箋がなくても購入することができます。

養毛剤は、化粧品の分類であり、「人体に対する作用が緩和なもので、皮膚、髪、爪の手入れや保護、着色、賦香を目的として用いられるもの」と定義されています。

育毛は、いつがはじめどきなのか

薄毛が気になりはじめるころには、すでに毛包は傷んでいます。頭皮のケアは、できるかぎり早い時期にはじめたほうがいいでしょう。育毛剤はすでに生えている髪を育てるので、その効果を実感するにはある程度の期間が必要です。しかし、毛包が傷んでヘアサイクルの成長期が短くなっていると、育毛剤を使ってもすぐに退行期に入ってしまい十分な効果が得られないまま抜けてしまうことになります。

生まれつき毛包の働きが弱い人もいるので、何歳以上ということはなく、気になりだしたら〝はじめどき〟といえるでしょう。「髪が細くぺたっとしている」「フケ（乾性、湿性）が多量にでる」「抜け毛が気になる」「直系の親族に薄毛の人がいる」という症状の人は、早めに頭皮ケアをはじめることが大切です。

頭皮マッサージは効果が証明されているか？

薄毛の原因のひとつに、毛包の血行不良もあります。化粧品メーカーの花王の報告によれば、1～3分のマッサージを毎日3回、6カ月間行った結果、日常の定常血流量の上昇がみられました（花王、https://www.kao.com/jp/haircare/health-of-scalp/20-10/より）。

地肌マッサージで血行促進を効率的に行えば、頭皮の環境が改善されます。血流から十分な酸素・栄養が供給されるので、髪が正常に成長しやすくなります。

脱毛の原因はさまざまですが、毛包の血行を良くすることで改善できるという点は同じなので、毎日の頭皮マッサージは効果的だといえるでしょう。

Point

FAGA（女性型脱毛症）の場合、男性用の育毛剤を使っても効果がみられないことがあります。原因や治療法もケースによって異なるので、早期に皮膚科を受診することが推奨されています。

Q 20

髪の「移植」にはどのようなものがある?

植毛は、髪を頭皮に直接植え付ける医療行為。ポリエステルやナイロン製の人工の髪を植え付ける人工毛髪植毛と、おもに自分の髪を手術などによって別の場所へ植え付ける自毛植毛があります。

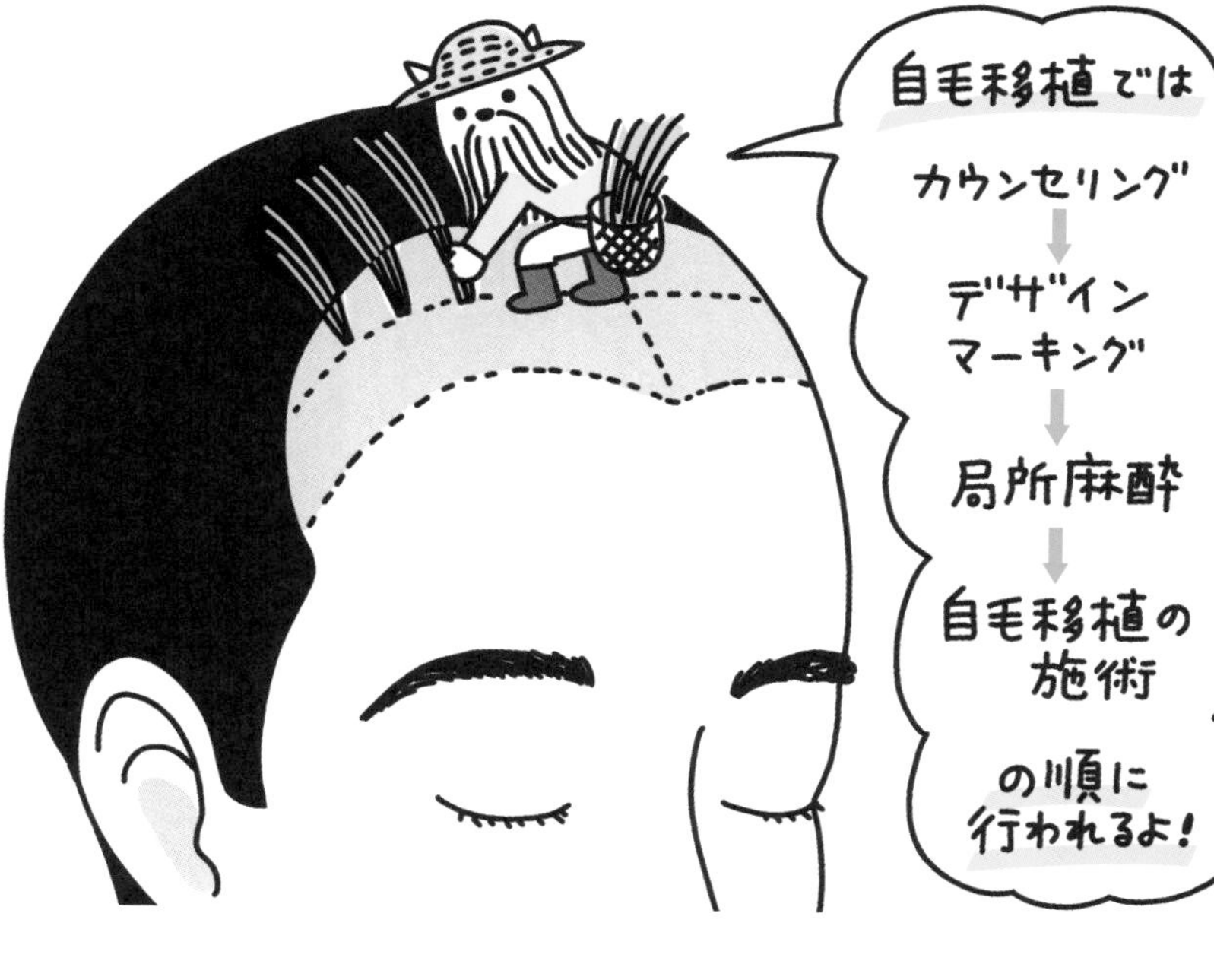
自毛移植では
カウンセリング
デザインマーキング
局所麻酔
自毛移植の施術
の順に行われるよ!

自由自在、でもデメリットも？「人工毛髪」の植毛はどうなのか

人工毛移植とは、人工毛髪を頭皮に埋め込む手術で、ドナーが不要です。ただし、移植した部分に炎症を起こす、一定期間で必ず抜け落ちる、などの短所もあり、日本皮膚科学会の男性型および女性型脱毛症診療ガイドライン2017年版によると、人工植毛の推奨度は「D　行わないよう勧められる（無効あるいは有害であることを示す良質のエビデンスがある）」として、「男性型脱毛症・女性型脱毛症ともに安全性に関する高い水準の根拠が得られるまでは、原則として人工毛植毛術を行うべきではない」ということです。

現在植毛の主流とされる「自毛移植」

自毛移植は、毛根を含む自分の皮膚の一部を切り取り頭部に移植します。そのため、人工毛移植で最大の問題である、免疫によるアレルギーや炎症などの心配がありません。現在、おもに行われている自毛移植にはFUT法とFUE法があります（図20－1）。

図20-1 **FUT法とFUE法の比較**

	FUT法	FUE法
フルスペル	Follicular Unit Transplantation	Follicular Unit Extraction
通称	切る自毛植毛	切らない自毛植毛
手法	後頭部から横長の帯状に毛根ごと皮膚を切り取り、株をひとつの毛穴ごとに切り分けて移植する。	後頭部をパンチという直径数ミリの円柱状の器具で毛根単位で抜き取り、そのまま移植する。数mm単位で移植ができるようになった結果、傷が目立つというFUT法の問題点がほとんど解消されている。
デメリット	後頭部や側頭部の皮膚をある程度の範囲切り取って頭頂部の薄くなった部分に移植するため傷が目立つ、1度に移植できる本数がかぎられるなど。	FUTと比べるとやや高額。採取部の毛を剃る必要がある。

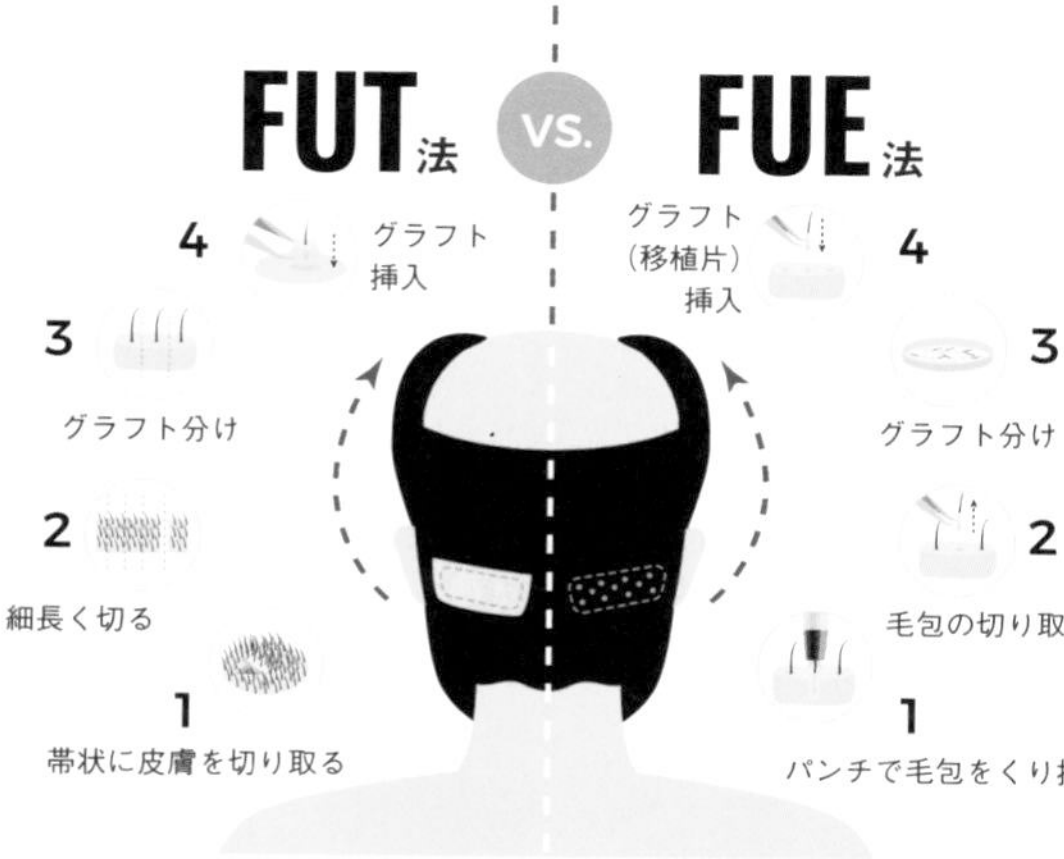

日本皮膚科学会の診療ガイドラインでは、「治療薬（フィナステリドおよびデュタステリド内服やミノキシジル外用）による効果が十分でない症例に対して、ほかに手段がないとき、十分な経験と技術を有する医師が施術する場合にかぎり、男性型脱毛症には自毛植毛術を行うよう勧め（推薦度B）、女性型脱毛症には行ってもよい（推薦度C1）」としています。

再生医療で期待される、これからの植毛

２０２１年10月、神戸にある理化学研究所の研究チームが、毛包再生能力を維持したまま、毛包幹細胞を生体外で１００倍以上増幅する培養方法を確立し、さらに長期間にわたる周期的な毛包再生に必要な幹細胞集団を明らかにしました。この結果を応用すれば、脱毛症などに対する再生医療が実現できると期待されています。

２０２０年12月10日には、東京医科大学・東邦大学・杏林大学・資生堂の４者が「自家毛髪培養細胞の頭皮薄毛部への注入施術」に関する新たな臨床研究を行うことを発表しました。複数回注入による効果と安全性が具体的に示されれば、自家毛髪培養細胞の頭皮注

入施術が、男女の壮年性脱毛症治療法のひとつとして確立されるためのさらなる一歩を踏み出すことになります。

日々進化していく技術によって、髪の悩みは確実に減っていくといえるでしょう。

Point

かつては植毛というと、男性向けの施術というイメージがありましたが、昨今は女性の症例が豊富にあるというクリニックも増えています。薄毛対策はいま、確実に増えつつあります。

Q 21

女性の性周期と髪の関係とは?

女性の髪は、ホルモンバランスによっても大きく変化します。産後に髪が抜けたり、閉経後に髪が細くなったりするのはその表れです。しくみを知ることで、適切な対策ができるでしょう。

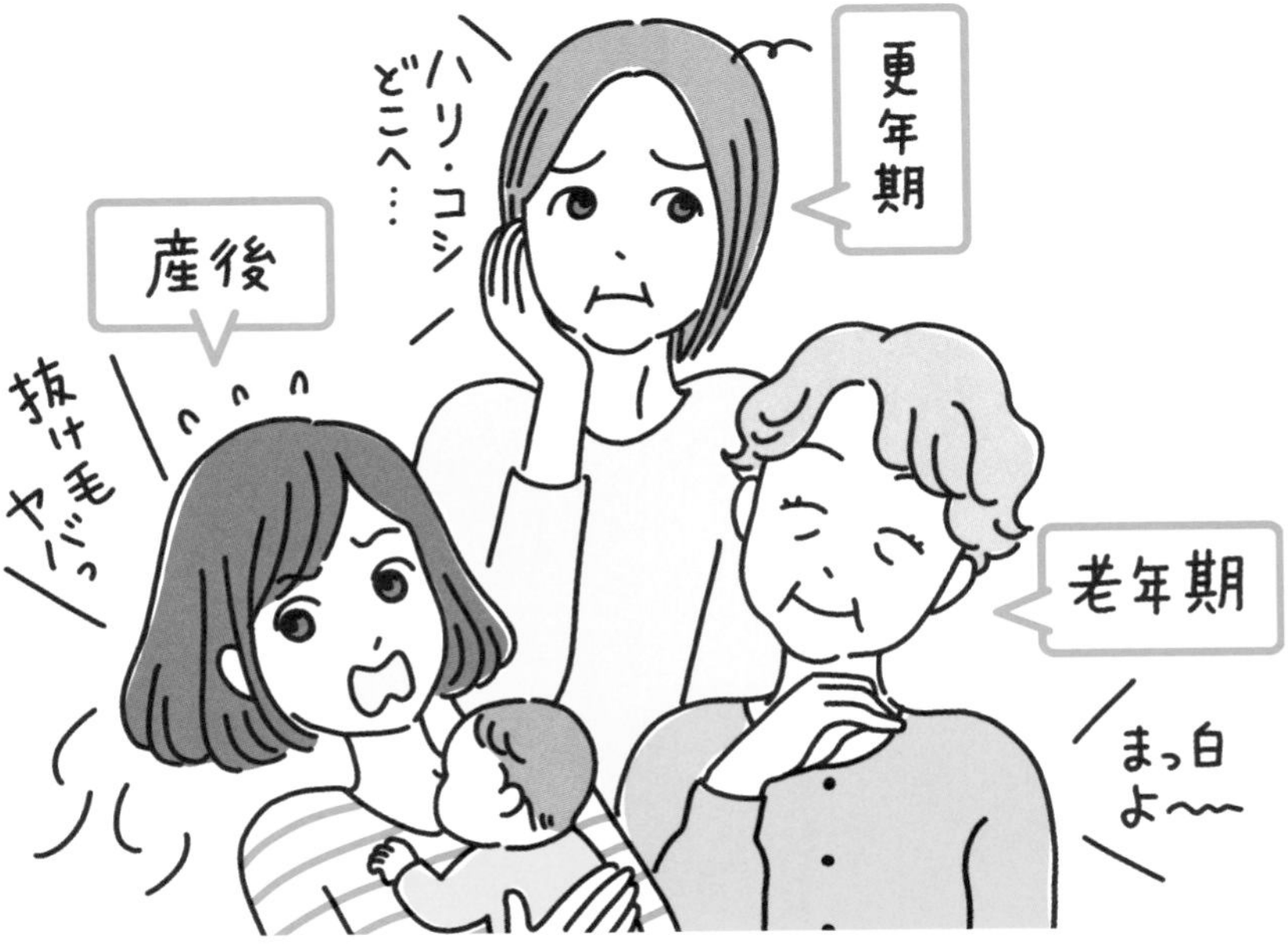
更年期
ハリ・コシどこへ…
産後
抜け毛ヤバっ
老年期
まっ白よ～～

図21-1　女性のライフステージと女性ホルモンの関係

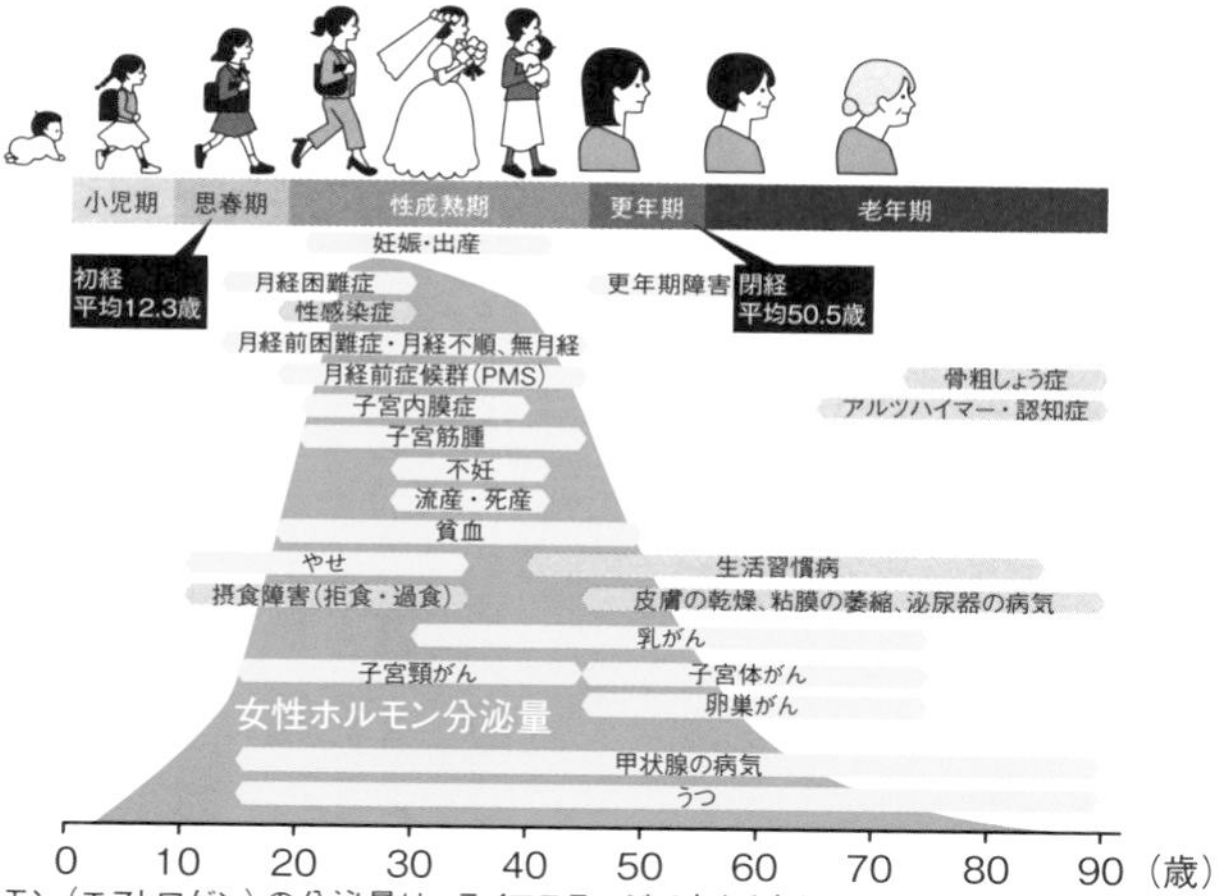

女性ホルモン（エストロゲン）の分泌量は、ライフステージで大きく変わっていきます。ライフステージごとの罹りやすい病気や症状を示しました。こうした体の状態も、少なからず髪にかかわっています。
「働く女性の心とからだの応援サイト」より改変。

女性の髪とホルモンのリズム

女性ホルモンは、年齢やライフステージの変化など、さまざまな影響を受けて変動します。髪に大きな影響を及ぼす女性ホルモンは、卵巣から分泌される物質エストロゲン（卵胞ホルモン）です。エストロゲンは、女性の性周期をつかさどり、生殖器官を発育させたり、丸みのある体をつくったりする働きがあります。髪に関しては、女性の性成熟（18〜40代前半）とともに髪の成長期間をのばし、脱毛を遅らせる働きがあります（図21−1）。

髪が生えてから自然に抜け落ちるまでのヘアサイクルに性差があるのも、男女でエストロゲンの分泌量が異なるからです。

産後に抜け毛が増えるわけ（分娩後脱毛）

産後の脱毛は「赤ちゃんに栄養を取られているから」といわれることがありますが、厳密には、女性ホルモンのバランスが変化することが原因です。

産後2～3カ月後ころになると、ほとんどの人が「抜け毛の量が異常に増えた」と感じるようです。出産にかかわらず、通常でも髪は1日で50～100本ほどが抜けますが、この時期はそれ以上に抜け落ちます。これは産後脱毛（分娩後脱毛）とよばれる現象で、出産前に髪が抜けにくくなっていた反動で起こるといわれています。

妊娠中は体内のエストロゲン量が増加することで、通常よりも髪が抜けにくい状態が続きます（図21－2）。ヘアサイクルでいうと、成長の時期が延長された状態です。従来のサイクルであれば、成長から休止のタイミングへ移る髪ですが、エストロゲンからの信号で「まだ抜けなくてよい」と判断されます。すると、本来よりも多くの髪が生えた状態で、

図21-2　**妊娠中のヘアサイクル**

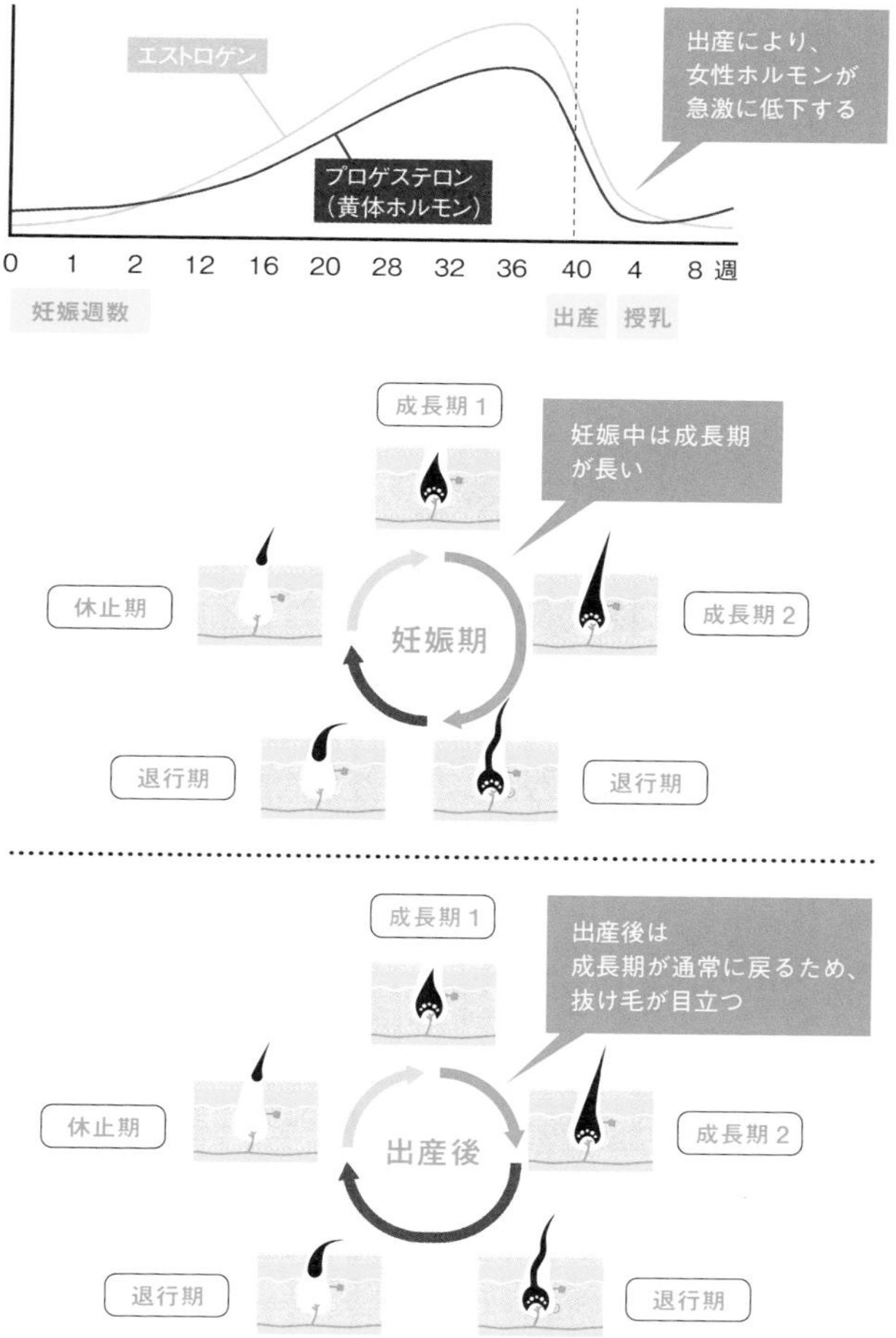

妊娠中はエストロゲンの増加により「成長期」が延長され、髪が抜けにくくなります。出産後、エストロゲンのレベルが通常に戻り、一気に脱毛します。

出産を迎えることになります。出産後はエストロゲンが急激に減少し、従来のヘアサイクルに戻ります。抜けずに残っていた髪と、本来のタイミングで抜け替わる髪の両方が一気に抜けるため、脱毛量が増えたようにみえるのです。

授乳中も、ホルモンの影響が髪に現れる

さらに授乳中も、ホルモンの影響を受けます。母乳を出すためのプロラクチンというホルモンが、女性ホルモンの分泌を抑制するからです。女性ホルモンの減少によって脱毛量が増えたようにみえることに加え、髪の成長サイクルが短くなります。そのため、多くの人が産後の脱毛と合わせて「長期間の大量脱毛」と感じます。この現象は卒乳して、母体のホルモン分泌バランスが出産前と同じように安定するとおさまります。

ストレスや加齢によってもホルモンバランスは変化する

妊娠、出産、閉経といった大きな変化のほかに、毎月の生理周期などもホルモンの影響

を受けています。日々抜けている髪の本数にもばらつきがあります。これは非常に個人差が大きく、親子や姉妹でもまったく異なる状況になりがちなので、他人と比べても参考にならないケースも多いでしょう。

無理なダイエットによる髪の変化も、栄養不足やストレスでホルモンバランスが崩れたことで発生します。閉経後の薄毛も、ホルモンの影響を受けています。

Point

男性はホルモンが薄毛の原因となりがちですが、女性の髪もまた、ホルモンの影響を受けています。産後や授乳中は脱毛傾向が強くなるものの、基本的に女性ホルモンが健康な髪を支えています。

Q 22

髪は紫外線でどんなダメージを受ける?

髪も肌と同じように、日々紫外線の影響を受けるものの、自覚しにくいことから気がつけばボサボサになりがちです。「ダメージを受けるもの」という知識をもち、UV ケアを取り入れるのが最善策です。

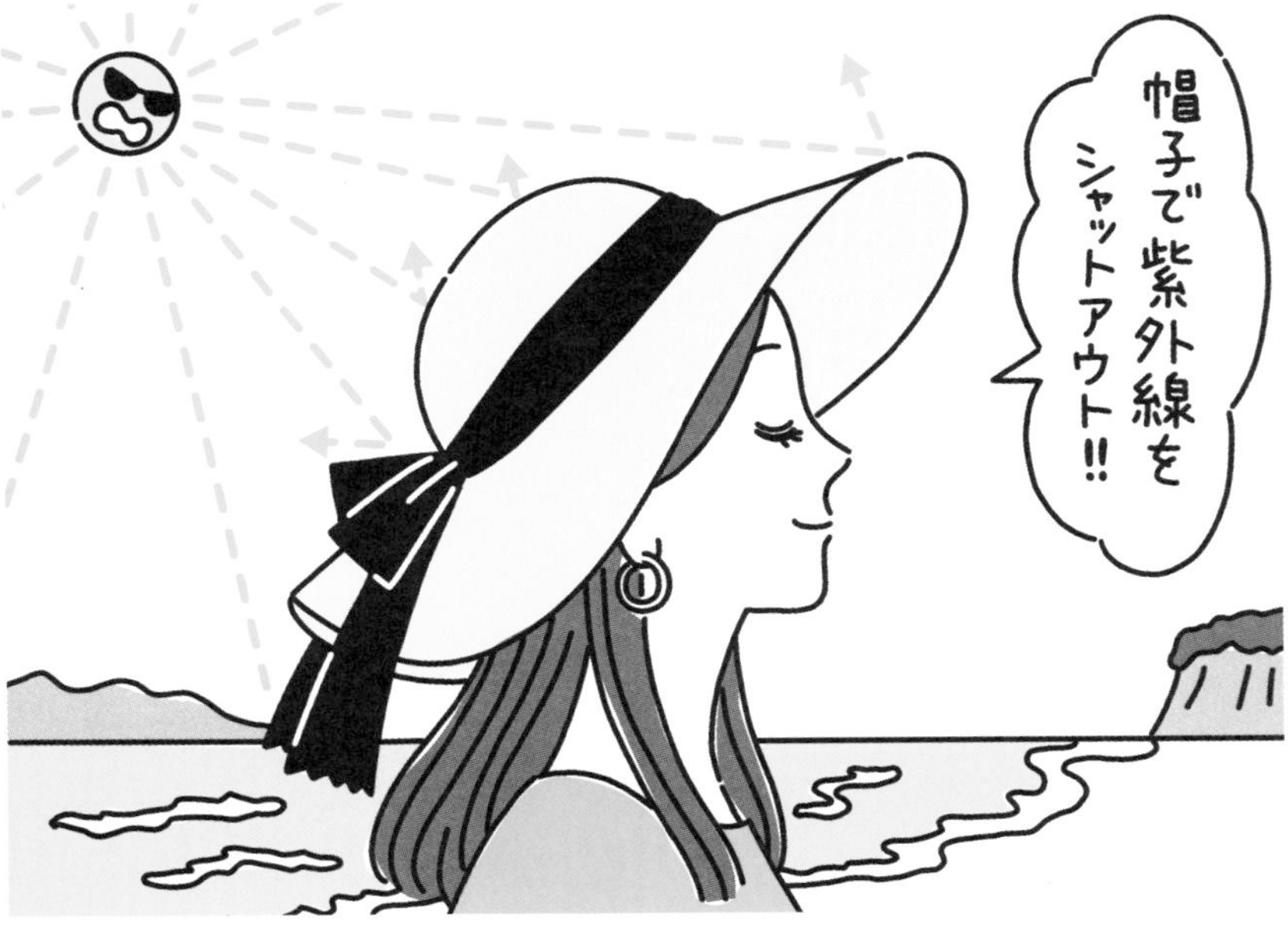

図22-1　紫外線が届く深さ

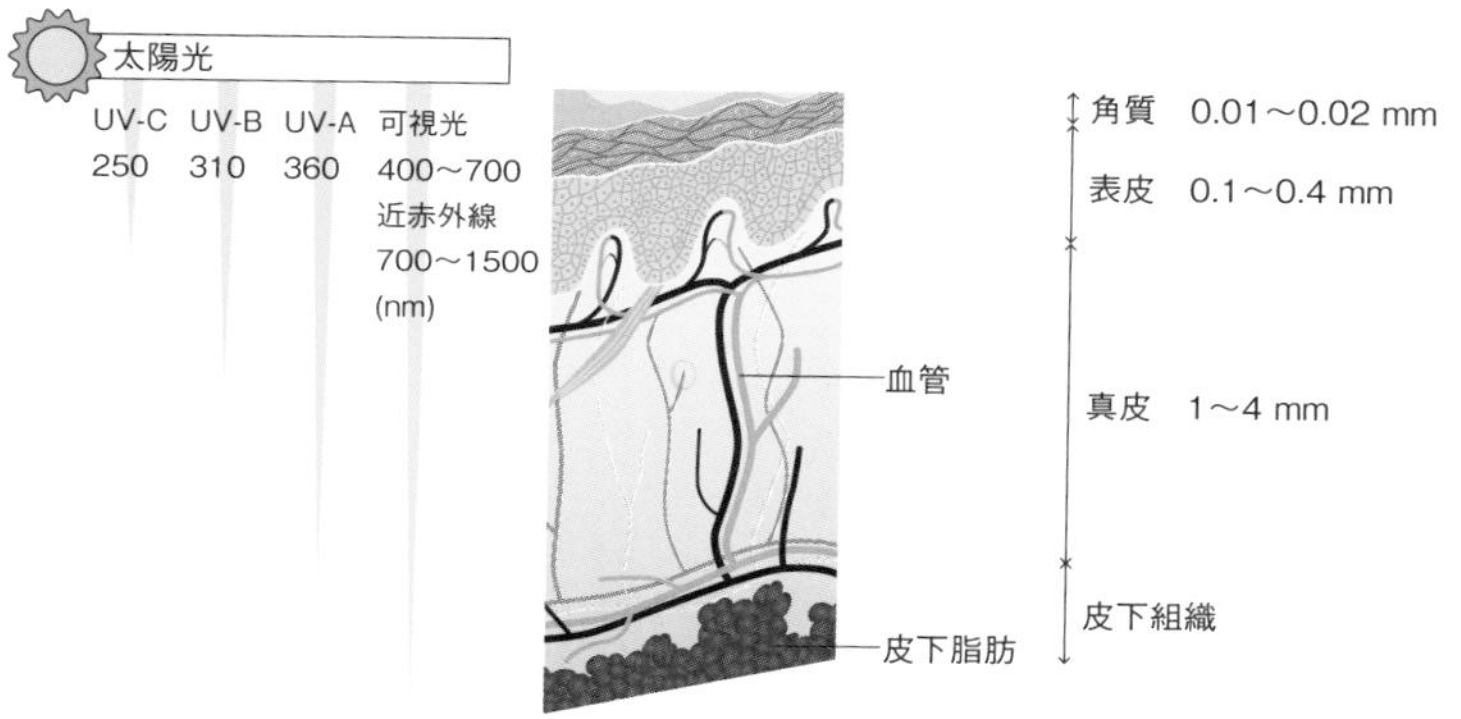

髪のダメージとなるのはUV-B、頭皮はUV-A。

紫外線の種類

紫外線（ＵＶ）には種類があり、波長によってヒトの目で捉えやすい光（可視光）から分けられています。ＵＶ－Ａは波長が長く皮膚の深部まで届き、シワやシミなどの原因となります。一見影響が少ないように思えますが、長い時間をかけて肌にダメージを与えます（図22－1）。

すぐに肌を黒くするような日焼けを引き起こすのはＵＶ－Ｂです。日焼けで赤くなったり水ぶくれができたりと、急激なダメージを与えるものの、波長が短くオゾン層や雲に遮られ、地上に到達しにくいという特徴があります。帽子などである程度は防ぐことができます。

紫外線が髪にもたらす構造変化

髪がおもに影響を受けるのはＵＶ－Ｂで、ＵＶ－Ｂを浴び続けるとキューティクルの構造のうち、最もシスチン結合の少ないエンドキューティクル（キューティクル１枚がさらに層になっており、その一番内側）に空洞が発生します。紫外線の影響によってその空洞が少しずつ大きくなっていくと、そこからキューティクルが浮きはじめ、髪の表面に凸凹が生じます。キューティクルの重なり合った部位の結びつきが弱まり、小さな摩擦でもキューティクルがはがれやすくなっていきます。

紫外線で生じる活性酸素も、ダメージの一因です。髪を構成するタンパク質のシスチン結合を酸化させ、裂けやすくさせます。うねりの原因ともなります（図22－2）。タンパク質を縦につないでいる（主鎖）ペプチド結合も切れ、一度切れればもとには戻りません。髪のタンパク質やメラニン色素も破壊されて分子量が小さくなるため、流出しやすくなります。

こうした経緯で、弾力がなくなったりパサついたりして、しなやかさやツヤが低下して

図22-2 紫外線が髪のシスチン結合を崩しうねりを固定させる様子

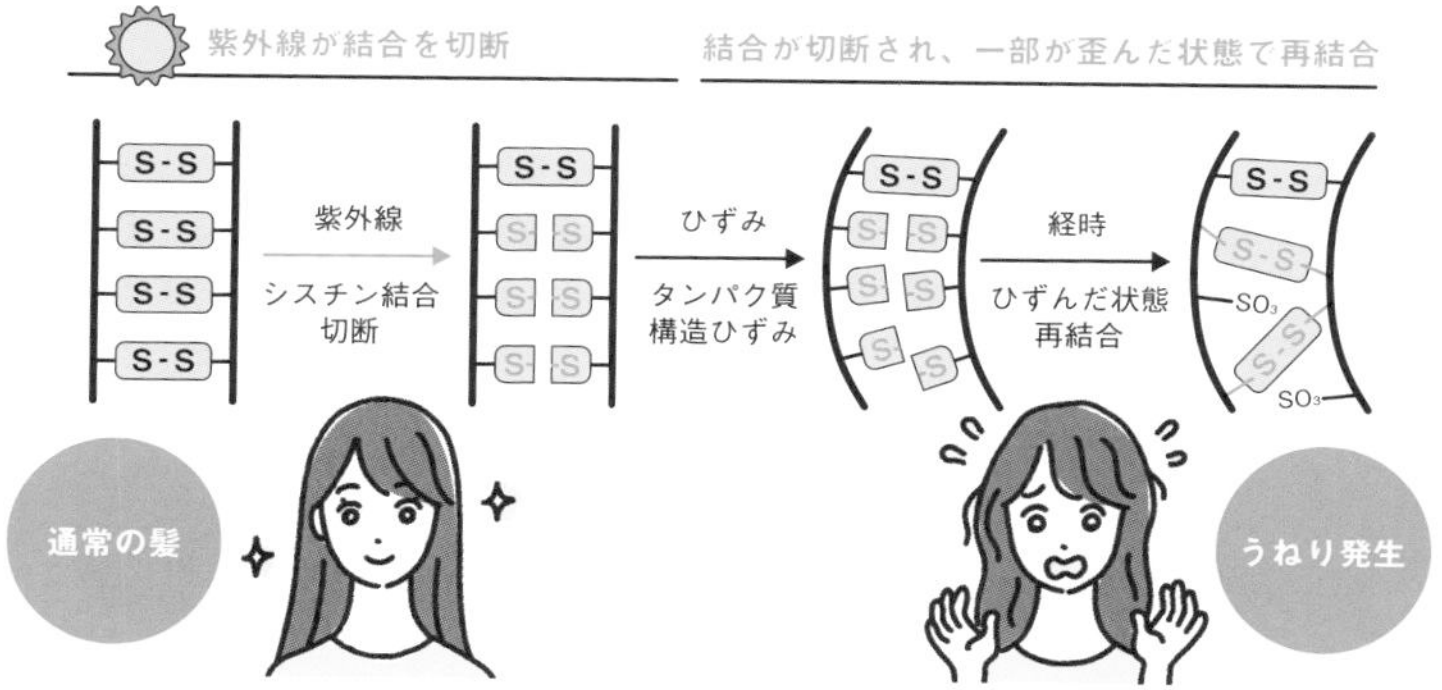

いきます。

頭皮への影響は、UV-A

UV-Aの波長は髪の成長にかかわる毛母細胞まで届き、髪の正常な成長を妨げ、抜け毛や薄毛の一因になります。また、頭皮が日焼けすることで、皮脂の分泌が不安定になったり乾燥したりするなど、環境も悪化していきます。

紫外線を警戒しなければならない季節は、気温の高さもさらに頭皮に悪影響を及ぼします。高温多湿の環境で汗をかき、頭皮の細菌叢《そう》が変化し、かゆみの原因に。そこへ紫外線ダメージも加わると、髪と頭皮の健康状態を悪化させていきます。

頭は体のなかで最も高い位置にあるので、髪も頭皮も常に紫外線にさらされています。気象庁のデータによれば、紫外線は3月ごろから急激に強くなりはじめ、5～9月にかけてピークを迎えます。1日のなかでは、10～14時ごろまでが最も強いとされています。

紫外線によるダメージを減らすには

紫外線から髪を守るにはまず、帽子や日傘で日を遮ることです。日焼け止めスプレーで髪の表面をコーティングするという方法もあります（肌用のものを使って問題ありません）。屋外イベントやスポーツ、レジャーなどで長時間太陽の光を浴びる場合は、SPF50以上の日焼け止めスプレーを髪に使用してもいいでしょう。

Point

髪は自ら修復することはできないため、紫外線によるダメージが潜在的に蓄積します。枝毛・切れ毛・パサつき・まとまらないなど、みた目でわかる大きなダメージにまで進行するので、予防が重要です。

Q 23

「髪に良い食べ物」ウソ？　ホント？

「白髪には黒ゴマ」「ワカメがいい髪をつくる」という話があったり、栄養補助食品でも「美髪サプリ」といったものが販売されたりしています。でも実際は？　代表的な食材を例にみていきましょう。

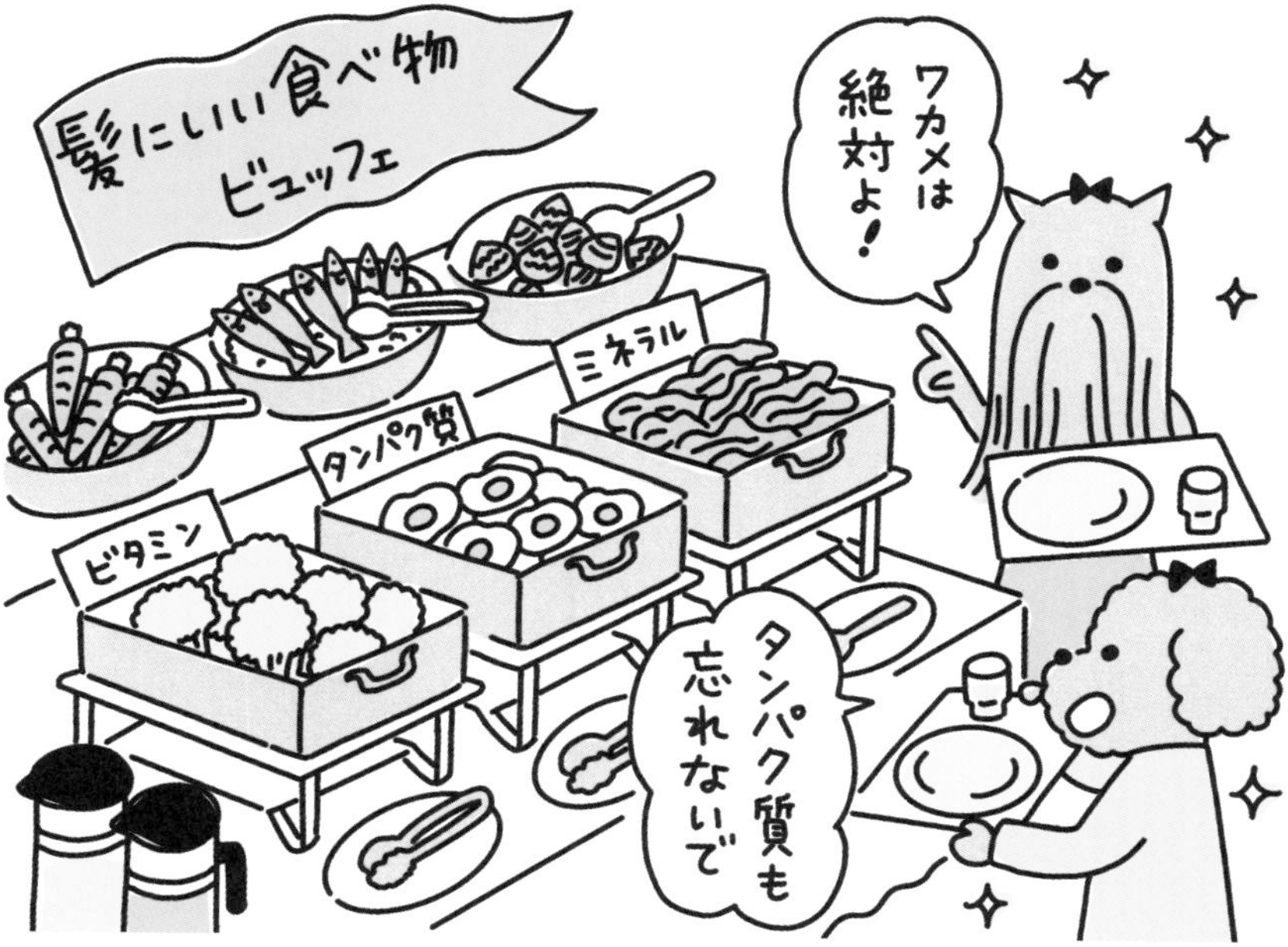

「ワカメや昆布などの海藻類」は、本当に髪にいいのか

昔から「食べると髪に良い」といわれるのは、ワカメや昆布などの海藻類です。「ワカメを食べると髪が黒くなる」などは、海藻類に含まれるヨードやミネラルの効果で、なんとなく信ぴょう性があるように感じられます。ところが残念ながら根拠は薄く、海藻のみた目が髪と似ているといった点から、〝髪も育てる〟というイメージをあと押ししたと考えられます。

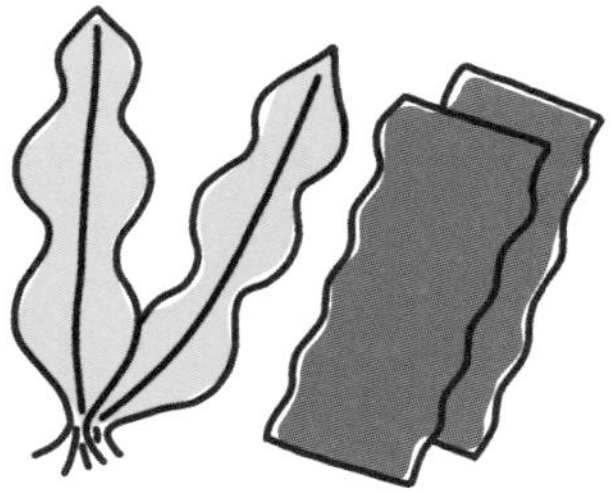

健康に生きるための食生活をしていないと髪や頭皮に影響を与えるのは当然でしょう。そのためには、三大栄養素の炭水化物、タンパク質、脂質とビタミン・ミネラル類をバランスよく摂ることが必要なのはいうまでもありません。

脱毛や髪の脱色には、栄養状態悪化が原因の場合があります。その点でワカメや昆布などの海藻類には、ミネラルや不溶性食物繊維が豊富に含まれるので、食生活に取り入れていきたいものです。

サプリメントや健康食品の特定成分で髪に良い根拠があるものはないので、それらにも注意が必要です。

健康な髪をつくるには、タンパク質やビタミンも重要

しかし、髪の成長には、ミネラルだけでは不十分で、タンパク質やビタミンなども必要です。これらの栄養素は海藻類にはほとんど含まれていません。タンパク質が豊富に含まれるのは、肉や魚です。ビタミンは、野菜や果物に多く含まれます。つまり、一生懸命海藻を食べていても、タンパク質やビタミンが足りなければ、美しい髪がつくられることはありません。

海藻類に含まれるヨードも、髪を黒くする効果が期待されがちな栄養素ですが、これも実証されていません。ヨードに髪の成長を促す働きがあることは認められているものの、それにはタンパク質も一緒にとることが必要です。

つまり、健康な髪を育てるためには、海藻だけではなく、肉や魚、野菜、果物など、一般的に「栄養バランスがいい」といわれる食事が必要になります。

豆乳で美髪になるか

豆乳は大豆の絞り汁で、髪の栄養に必要なタンパク質だけでなく、骨の成長や皮膚、爪の細胞再生のためのビタミンBも豊富に含まれます。また、女性ホルモンであるエストロゲンと同様の働きをするイソフラボンも豊富に含まれます。原料である大豆には、大豆タンパク質に加えて、タンパク質を構成するアミノ酸、大豆レシチンやビタミンなども豊富に含まれています。髪の成分の90％以上は、ケラチンというタンパク質でできているため、健康な髪を育てるには、良質なタンパク質をとることは不可欠です。

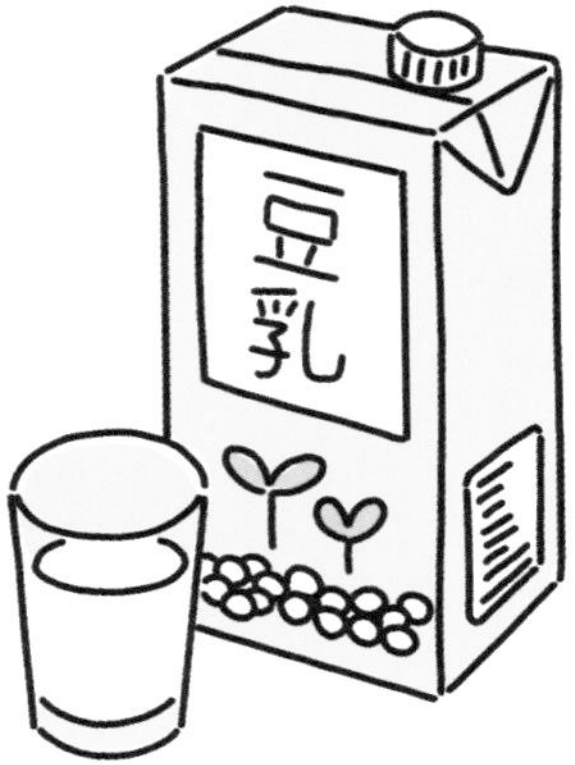

ところがこれもまた「豆乳を飲んで髪が増えた」という実証はありません。豆腐や納豆など、大豆からできた食品すべてに同じことがいえます。タンパク質やビタミンBを含む食品は大豆だけではありません。肉、魚、牛乳などにもタンパク質が含まれます。海藻の説

明と同様になりますが、栄養はさまざまなものを「あわせてとる」ことで、体にとって良い効果が期待されます。それは、髪も例外ではありません。

タマネギが注目された時代もあった

タマネギも一時期「髪に良い」と評判になった時期がありました。においの成分であるアリシンに血液の流れを正常にする作用があることから、頭皮への血流が改善し、発毛促進効果があると期待されたのです。タマネギに含まれる抗酸化物質ケルセチンが、頭皮の老化を改善するという情報もありました。しかしこれも効果は実証されてはいません。

肉やアルコールは髪に悪い食べ物か？

反対に、髪に悪いものとして取り上げられることが多いのは、肉類とアルコール。そうした情報によると「肉の脂をとり過ぎると皮脂の過剰分泌の原因となり、頭皮環境が悪くなる」「肉ばかり食べているとビタミンやミネラルが不足するので髪に良くない」という話も出てきます。ところが、頭皮の毛穴は常に皮脂で満たされていて、洗髪で皮脂を洗い流しても、数時間であふれ出てくるのがふつうです。皮脂によって頭皮が炎症を起こす病気などはありますが、肉が直接的な原因となるわけではありません。

アルコールは、肝臓がアルコールを分解する過程で、亜鉛などのミネラルやビタミンBを消費する点が問題視されているようです。亜鉛などのミネラルやビタミンBは、髪の成分であるケラチンの合成を促す働きがあるからです。それらが不足することで、ケラチンの合成ができなくなるという話が出回ったこともありました。しかし、ケラチンの合成に不足するほどアルコールを摂取し続けると、髪以前にほかの病気になるでしょう。

そうしたことから、肉やアルコールが髪に悪いという噂も間違いだといえるでしょう。

Point

食べ物に含まれる栄養素が、髪に良い効果をもたらすのは事実であるとしても、一般的な食事量から、影響が現れるほど摂取できるかどうかは、また別の問題であるといえます。

Q 24

頭皮のトラブルにはどんなものがある?

フケだけでなく、頭皮には感染症などのトラブルもあります。健康な髪を育む頭皮は、花にたとえれば土壌です。健やかな髪を守るために、違和感を感じたらこれらのトラブルも疑ってみましょう。

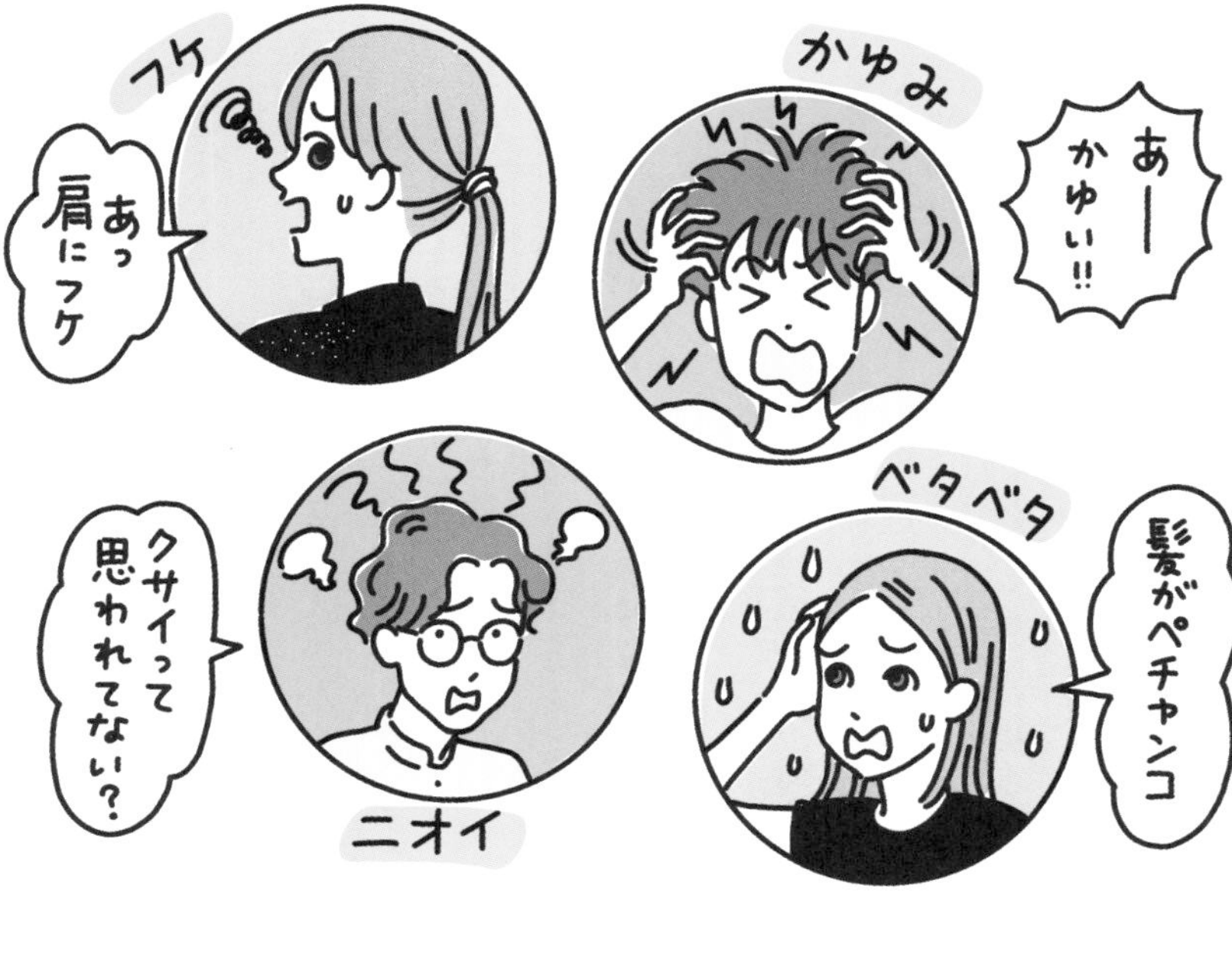

フケ
あっ肩にフケ
かゆみ
あーかゆい!!
ニオイ
クサイって思われてない?
ベタベタ
髪がペチャンコ

図24-1　**頭皮の汚れ**

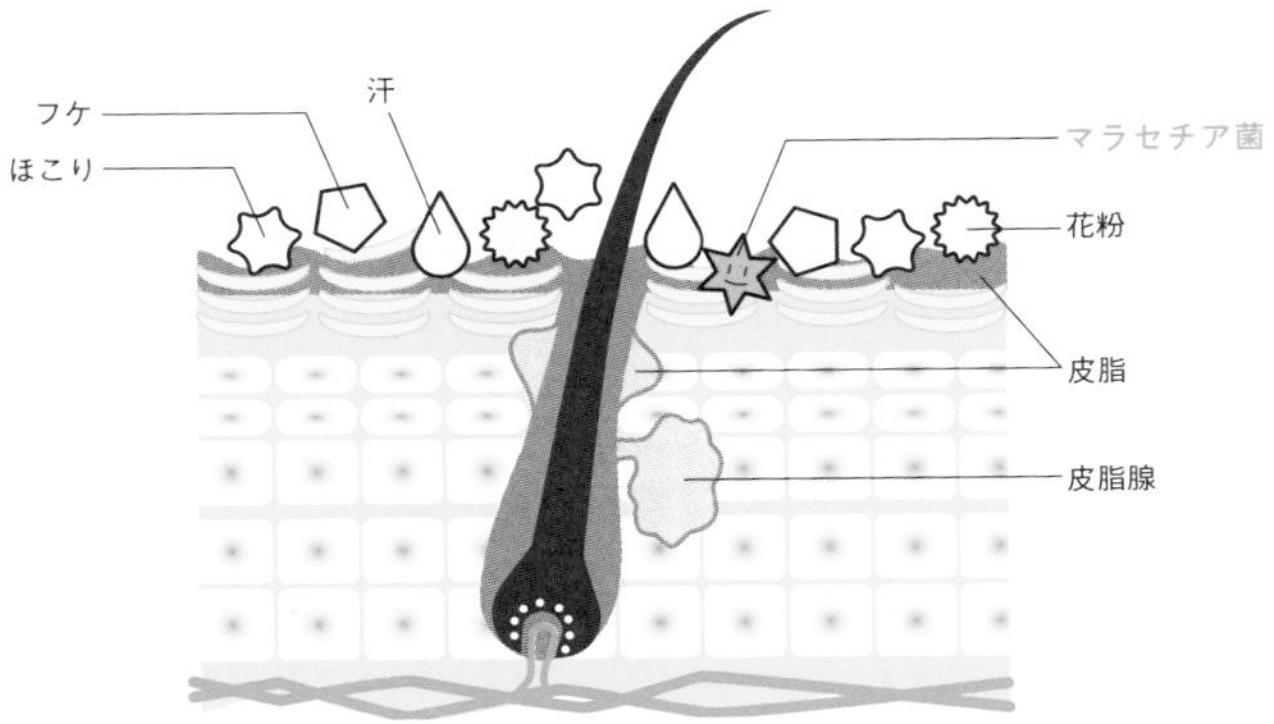

体のなかでも、頭皮はとても汚れやすい！

髪は常に外にさらされていることから、体のなかでも汚れが付着しやすい部位だといえます。洗髪後に頭皮から皮脂が広がっていき、ほこりやフケ、花粉などが付着します（図24-1）。そして菌やカビが繁殖しやすい条件になることも珍しくありません。そうした場合、トラブルが起こるのは、おもに頭皮です。抜け毛が増えたり髪質が変わったりといった変化が、現れることもあります。

頭皮や髪に違和感を覚えたとき、皮膚トラブルの情報を知っておくと、すぐに適切な対処ができるでしょう。

皮膚常在菌による、さまざまな症状

頭皮を含む皮膚には、さまざまな菌がすんでいます。多いところでは1㎠あたり10万個以上もの常在菌が存在しています。皮膚常在菌のバランスがとれていることで、皮膚が保護されています。代表的なものは、ブドウ球菌・アクネ菌ですが、マラセチア菌も常在菌の一種です。マラセチア菌とは、皮脂を栄養として増殖するカビの一種です。ふだんは悪さすることもなく、穏やかに存在していますが、皮脂が多くなると一気に増殖をはじめます。たとえば、ホルモンバランスの変化や、洗髪の頻度が変わって、皮脂汚れが多く頭皮に残ってしまう場合などがそうです。

皮脂量が多くなるとマラセチア菌が増殖し、大量のフケが生じます。そこからフケを取り除こうと洗髪の頻度を上げると、皮脂の分泌がより一層盛んになり、マラセチア菌の増殖を促します。これが脂漏性皮膚炎《しろうせいひふえん》です。医師の診断・治療が必要な疾患です。脂漏性皮膚炎を予防するには、マラセチア菌の異常な増殖を抑えなければなりません。適度な洗髪と、適度に規則正しい生活習慣、バランスの良い食事などを心がけ、常在菌がバランス良く存在している状態を保つことが重要です。

常在菌が引き起こすトラブルには皮膚カンジタ症もあり、マラセチア菌による皮膚炎と似たような症状が起こります。ただ、頭に起こることはまれで、おもに湿っている場所、たとえば指の間や股の付け根などによくみられます。ときには、体の内部に入り込み、深刻な病気になってしまうこともあるため、注意が必要です。

頭部の感染症「白癬《しらくも》」

頭皮が白く粉をふいたようになり、髪が円形に抜けたり切れたりするゼニタムシという感染症は、頭皮や髪、あるいは皮膚に、カビの一種の白癬菌が感染して起こる病気です。皮膚に感染すると、硬貨のような丸く赤いブツブツがところどころに現れます。

この菌は、糸状にみえることから「皮膚糸状菌《ひふしじょうきん》」ともよばれ、世界に40種類ほど知られています。日本では10種類ほどが知られていますが、なかでも感染頻度が高いのが、トリコフィトン・ルブルムとトリコフィトン・メンタグロフィテスの2種類です。戦後、衛生概念の向上により、発症する例はかなり減りました。ほかにもトリコフィトン・トンズランスという種類によるものもあり、これはやや特殊で、格闘技を行う選手間で流行がみられます。それは外国人の選手と、体が接触する競技だからです。外国に生息するカビが外国人選手の頭皮や髪に住みつき国内へもち込まれ、競技を通じて感染します。

髪に寄生する「アタマジラミ」

寄生虫のトラブルで代表的なのは、髪に寄生するアタマジラミです。頭皮から血を吸われると、かゆみの原因となります。シラミは戦後の混乱期によく発生したため、不潔な環境が原因である印象がありますが、衛生状態のいい先進国でも子どもへの寄生は珍しくなく、昨今のアタマジラミは不潔が原因ではありません。

接触によってうつることが広く知られ、体を寄せ合いながら遊ぶことが多い小さな子どもや、集団生活をする保育園で感染が多くみられます。髪からシラミの成虫が落ち、帽子や枕やヘアブラシなどを介して感染することもあります。

家族にも感染するので、寄生が確認されたら、くし、ヘアブラシ、タオルは共有しないのが基本です。シーツや枕カバーにアタマジラミが落ちるため、1週間くらいは毎日交換し、床にも掃除機をかけます。洗濯前に60℃以上のお湯に5分つければ、付着した虫体や卵は死滅します。成虫と幼虫を駆除するには、薬局で販売されているシラミ駆除専用の薬を使います。1回でほとんどの成虫・幼虫を取り除くことができるようです。卵は目の細かいスキグシやブラシで髪の根元から丁寧にとかして取り除きます。

そのほか、陰毛をはじめとする体毛に寄生する「毛ジラミ」もあります。

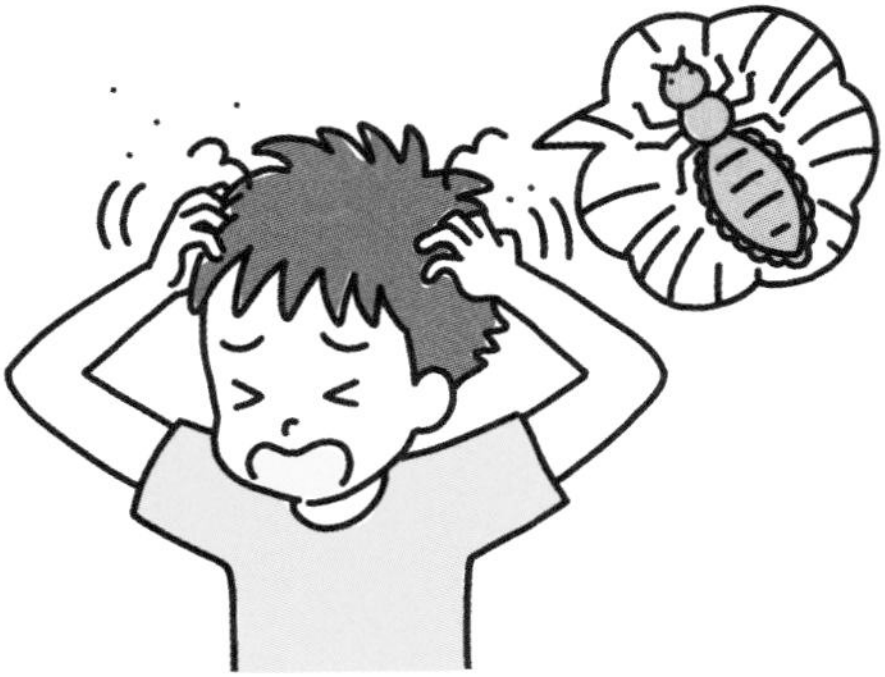

Point

感染症は適切に治療されれば、頭皮や髪の状態はもとにもどります。しかしかゆみによって日常生活に支障が出る、抜けてしまった髪が生えそろうのに時間がかかるなど、不都合が現れます。ヘアケアで常にコンディションを観察することも、トラブルの早期発見につながります。

Q 25

フケはどうして出る？どうすればなくせる？

フケはなんとなく不潔なイメージもありますが、誰にでも生じている頭皮の生理的な現象。量が増えたりサイズが大きくなったりすると目立つようになり、フケ症（頭部粃糠疹《ひこうしん》）とよばれます。

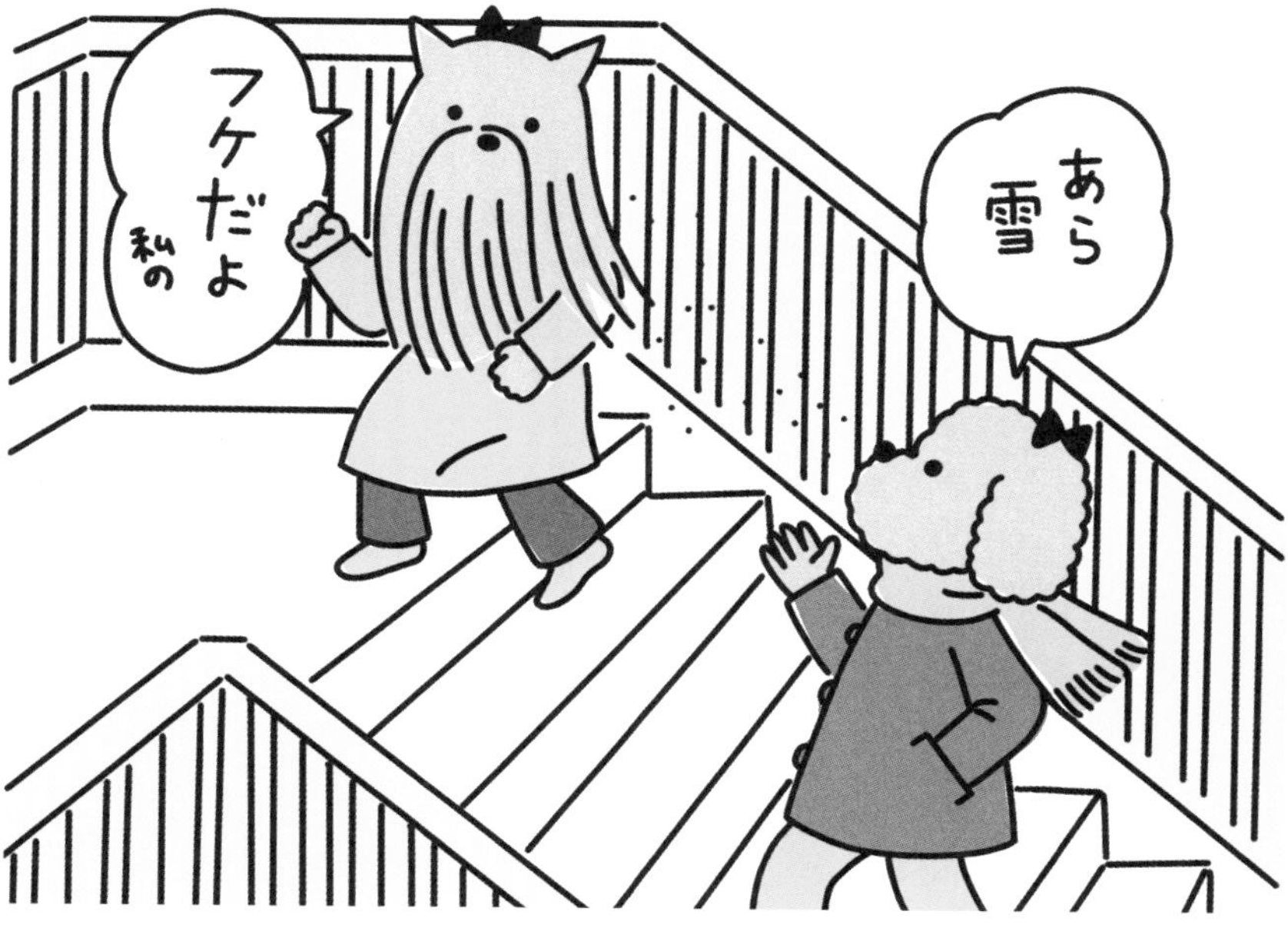

図25-1　頭皮のターンオーバー

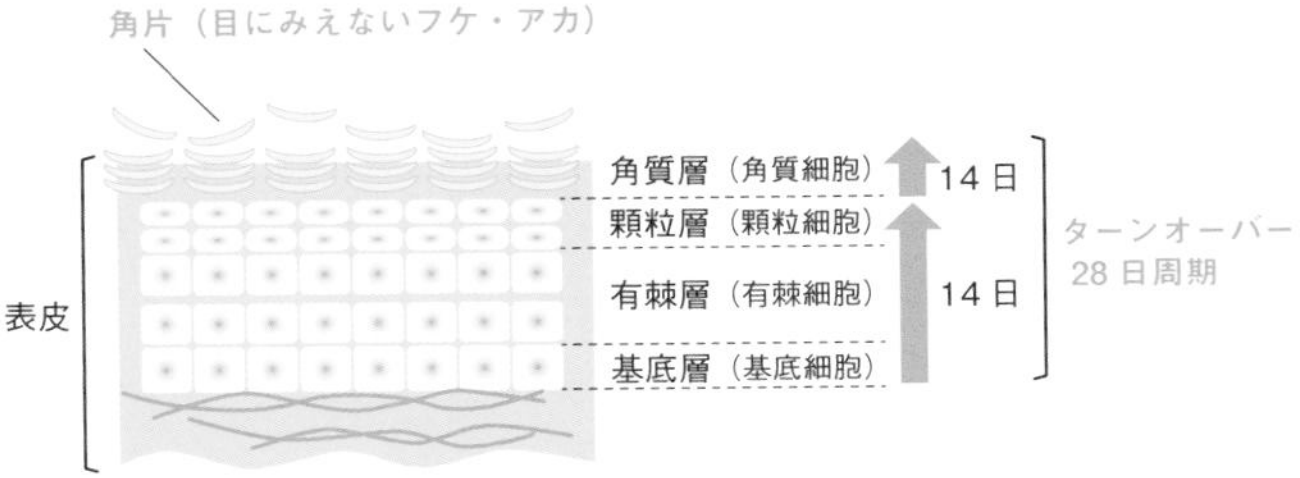

フケの正体は、剥がれた落ちた角質にほこりなどが混ざったもの

気がつくと肩に落ちていることもあるフケ。その正体は、古くなった頭皮の角質が剥がれ落ち、皮脂や汗、ほこりなどが混ざったものです。

頭皮にも皮膚同様に肌から出る垢《あか》があります。表皮の一番下にある基底層で「表皮細胞」が生まれ、上へ上へと押し上げられて角層まで到達すると、角片が剥がれ落ちてフケとなります。新陳代謝（ターンオーバー）は約28日の周期で繰り返されます（図25－1）。だからどんな健康な人でもフケは発生しています。通常のフケは小さく、洗髪によって取り除かれるので、目立つことはありません。ところが、このターンオーバーが乱れてくると、気になるレベルの「フケ症」につながることも、珍しくありません。

通常より多いフケが出る原因

ターンオーバーが乱れる原因に、荒れた食生活や不規則な生活、睡眠不足、ストレス、疲労などがあります。生活習慣の乱れによってターンオーバーが早まり、古い角質が剥がれる頻度が増えていきます。

ホルモンバランスの異常が原因となるケースもあり、たとえば男性ホルモン（アンドロゲン）が過剰分泌すると、皮脂の分泌量が増えます。過剰な皮脂は、頭皮の常在真菌であるマラセチア菌（カビ菌の一種）を急増させる栄養源となります。通常量のマラセチア菌であれば問題ありませんが、繁殖しすぎたマラセチア菌が頭皮に刺激物質を排泄すると、頭皮の肌荒れが起こり、脂性フケが発生します。また、女性ホルモンであるエストロゲンや甲状腺ホルモンなどが減少すると頭皮が乾燥して角質層が剥がれて、乾性フケになることもよく知られています（表25－1）。

表25-1　**2種類のフケとその特徴**

含まれる皮脂の割合によって、フケには２つのタイプがある。

	❶カサカサタイプ（乾性フケ）	❷ベトベトタイプ（脂性フケ）
特徴	カサカサと乾いている。白く細かい形状。	湿り気があり、髪の根元に付着する。やや黄白色の大きな塊（フレーク状）。
原因	頭皮の乾燥（乾燥肌の人に多い傾向）。洗浄力の強いシャンプーを使う、もしくは洗う回 数が多いことで、頭皮に必要な皮脂が不足して角質が剥がれやすくなる。乾燥する季節 や、紫外線による頭皮の日焼け、加齢による潤いの不足が原因の可能性もある。	シャンプー剤などのすすぎ残し、洗髪時の汚れ残り、汗などによる頭の蒸れ、ヘアワックス剤の頭皮への付着などにより、皮脂が過剰に分泌する。 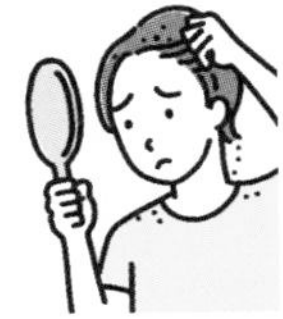
対策	頭皮の乾燥（頭皮の保湿ケアをする、ドライヤーを頭皮に近づけすぎないようにする）を防ぐ。	適度なシャンプーで頭皮の皮脂や汚れを取り除き、清潔に保つ（ただし過剰なシャンプーは逆効果）。

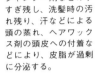

フケ症が病的になる、脂漏性《しろうせい》皮膚炎

フケをともなう病気の1つに脂漏性皮膚炎があります。脂性のフケ症から、もう1段階進んだ状態です。顔や頭、腋などの皮脂分泌が盛んな部位に湿疹ができ、皮膚がむけてカサついた角質が目立つ赤みを帯びた肌になります。

脂漏性皮膚炎においても、マラセチア菌との関連性が指摘されており、フケは症状の一部です。マラセチア菌が繁殖すると、いくら洗髪しても治りません。生活習慣の見直しとともに、必要に合わせて炎症を抑えるステロイド外用剤や、マラセチア菌を抑える抗真菌剤（ケトコナゾール）の外用剤を用いた治療を行う場合もあります。そのほか、フケがみられるおもな病気として、次のものがあります。

●尋常性乾癬《じんじょうせいかんせん》

皮膚に銀白色の細かいかさぶた（鱗屑《りんせつ》）が付着した赤い皮疹（紅斑《こうはん》）が生じ、頭皮にできた場合、鱗屑がフケのように、ポロポロと落ちることがあります。

●アトピー性皮膚炎

体質によって皮膚のバリア機能が正常に働かないことや、外部からの刺激などの要因で、皮膚の代謝がうまく行われずに頭皮が固くなり、フケとして剥がれ落ちる症状がみられます。

●頭部白癬《しらくも》

白癬というかびの一種で、頭皮の毛穴や髪に感染する頭部の水虫です。人からペットに感染することもあります。髪が抜けやすくなり、フケが出るなどの症状が現れます（138頁参照）。

いずれの場合も、生活環境の乱れは頭皮の血行不良を引き起こし、頭皮の乾燥や肌荒れの原因の1つになるため、予防には規則正しい生活が大切です。

Point

フケは健康な頭皮にも発生する生理現象。まったくなくすことはできません。ただし、しっかり対策をしてもフケが気になる場合は、皮膚の炎症が関係している可能性も。皮膚科に相談してみましょう。

執筆者一覧

井上貫之	八戸工業大学非常勤講師 …… Q2、Q17
折霜文男	東京都立竹台高等学校教諭 …… Q15、Q22
左巻恵美子	(株)SAMA企画代表・元千葉県立高等学校教諭 …… Q10
左巻健男	東京大学非常勤講師・元法政大学教授 …… Q1、Q13
髙野裕恵	日本分析化学専門学校 校長 …… Q4、Q5
玉野真路	予備校講師 …… Q11、Q12、Q16
富山佳奈利	サイエンスライター …… Q21、Q23、Q24
仲島浩紀	帝塚山中学校・高等学校教諭 …… Q3、Q14
長戸　基	関西大学初等部 校長 …… Q7、Q9
船田智史	龍谷大学教授・京都教育大学大学院教授 …… Q6、Q25
山崎誠二	星稜中学校・高等学校教諭 …… Q18、Q19、Q20
横内　正	長野県松本市立波田中学校教諭 …… Q8、Q24

（五十音順）

■編者略歴

山田　ノジル（やまだ　のじる）
フリーライター。女性誌のライターとして美容健康情報を長年取材してきたなかで出会った、科学的根拠のない怪しげな言説に注目。そこから活動をWEB媒体に移し、愛とツッコミ精神を交えて斬り込む記事を執筆中。本書では「根拠のある情報をわかりやすく」をモットーに、編集を担当。著書『呪われ女子に、なっていませんか？』（KKベストセラーズ）。企画『赤ちゃん相談室』（宝島社）。

左巻　健男（さまき　たけお）
東京大学非常勤講師。元法政大学生命科学部環境応用化学科教授。『理科の探検(RikaTan)』編集長。大学で教鞭を執りつつ、精力的に理科教室や講演会の講師を務める。おもな著書に、『世界史は化学でできている』（ダイヤモンド社）、『面白くて眠れなくなる化学』(PHP)、『新しい高校化学の教科書』（講談社ブルーバックス）などがある。

本文のイラスト　にしだ　きょうこ

ヘアケアのすすめ
髪と長くつきあうためのサイエンス

2024年　7月10日　第1版　第1刷　発行
2024年 10月10日　　　　　第2刷　発行

編　者　山田ノジル
　　　　左巻　健男
発行者　曽根　良介
発行所　(株)化学同人

〒600-8074　京都市下京区仏光寺通柳馬場西入ル
編集部　TEL 075-352-3711　FAX 075-352-0371
企画販売部　TEL 075-352-3373　FAX 075-351-8301
振替　01010-7-5702
e-mail　webmaster@kagakudojin.co.jp
URL　https://www.kagakudojin.co.jp
本文DTP　有限会社ベルソグラフィック
印刷・製本　西濃印刷株式会社

検印廃止

ISBN978-4-7598-2371-4

本書の感想を
お寄せください